ワクチンを学び直す

岩田健太郎

光文社新書

はじめに

本書のテーマはワクチンです。

これまで、ぼくはワクチン・予防接種をテーマにした新書を2冊上梓《じょうし》しました。

1冊目は『予防接種は「効く」のか？　ワクチン嫌いを考える』（光文社新書、２０１０年）。この本では、日本の予防接種制度の歴史を俯瞰《ふかん》し、なぜ日本が「ワクチン後進国」になったのか、なにが日本の予防接種制度を後退させ、厚生労働省はいかに予防接種に後ろ向きで非科学的なのか、日本の反ワクチン的な態度をとる人たちは、どのような主張をしているのか、などを論じました。そして、そもそも予防接種が「効く」とはどういうことか、「有効性」とはそもそもどういう意味か、ということも解説しました。

2冊目は『ワクチンは怖くない』（光文社新書、２０１７年）です。この本では、「副作用」が怖いとされるヒトパピローマウイルス（ＨＰＶ）ワクチンは本当に危険なワクチンなのかを検証しました。そして今後のワクチンや予防接種制度はどうあるべきか、という将来像についても論じました。つまり、この本ではワクチンにまつわる副作用問題の論じ方を論じました。

ワクチンを論じる上で最も重要な2つのポイントは「有効性」と「安全性」ですから、この2つの問題をこれら2冊の新書で検討したわけです。

それを踏まえて執筆したのが本書です。

本書では、ワクチン接種の全体像をより包括的に論じ、それぞれのワクチンがどのように活用されるのかを説明します。一般の方向けの本で包括的にワクチンを説明したものは稀有《けう》ですから、お役に立てることを希望しています。

ワクチンを学び直す

目次

はじめに 3

I ワクチンと新型コロナワクチンを学び直す―――――――― 15

（1） ワクチンと日本 16

日本のワクチン政策の2つの前進――HPVワクチンと新型コロナワクチン 16

日本でCOVID-19の被害が小さかった理由 19

「日本人はワクチンが嫌い」は本当か？ 24

ワクチン原理主義ではない――結果をもたらすならなんでもよい 28

（2） 予防接種の歴史 32

天然痘の予防のために行なわれていた「人痘」 32

人痘をイギリスに持ち込んだ外交官夫人 34
ジェンナーより前に「予防接種」をしていた畜産家 36
マリア・テレジアも人痘ワクチンを推進 40
続々と開発されたワクチン 42

（3）ワクチンが効果を発揮する理由 46

Bリンパ球とTリンパ球 46
ヘルパーT細胞とキラーT細胞 49
細胞性免疫と液性免疫――ワクチンの4つの予防効果との関係 52

（4）ワクチンの種類 55

生ワクチンと不活化ワクチン 55
筋肉内注射と皮下注射 56

ワクチンの分類について 60
生ワクチンは作るのが難しい 62
不活化ワクチンとアジュバント 63
他にも種類はいろいろある——大事なのは生か、生じゃないか 64
同時接種と接種間隔の新しい考え方 68

(5) 新型コロナワクチン、最新情報 71

mRNAワクチンとは 71
mRNAワクチンのメリット 76
自然免疫と獲得免疫 78
ワクチンのリスクと、感染のリスク 79
mRNAワクチンの効果 82
大事なのは重症化・死亡を防ぐこと 87
効果を知るには「比較すること」が必要 88

ブースター接種の効果　90
新しい変異株に対応したワクチンの効果　92
ｍＲＮＡワクチンの効果のまとめ　94
ｍＲＮＡ以外の新型コロナワクチン　97
ワクチンの価値は、ウイルスの病原性や接種対象者により変化する　99
新型コロナワクチンの安全性の評価について　101
「ワクチン接種によるリスク」の誤解　104

Ⅱ　予防接種制度を学び直す　109

（1）定期接種と任意接種　110

定期接種の分類（Ａ類、Ｂ類）の無意味　110
定期接種の変遷　115

任意接種にする意味が分からない　116
小児の予防接種　119

（2）各種ワクチン　122

Ｈｉｂワクチン、肺炎球菌ワクチン　122
インフルエンザワクチン　124
インフルエンザの生ワクチン――鼻に噴霧する「フルミスト」　127
多糖体ワクチンである肺炎球菌ワクチン　129
肺炎球菌ワクチンの接種スケジュール　132
ＨＰＶワクチン　134
Ｂ型肝炎ワクチン　138
グローバルなワクチン接種でＢ型肝炎は激減　140
Ａ型肝炎ワクチン　144
ジフテリアワクチン　146

破傷風ワクチン　149
百日咳ワクチン——全細胞型から無細胞へ　151
ポリオワクチン　156
日本でのポリオ流行と対策——成功とその後の失敗の歴史　159
麻疹ワクチン　163
風疹ワクチン　166
ムンプス（おたふく風邪）ワクチン　171
水痘／帯状疱疹ワクチン　172
日本脳炎ワクチン——海外ではいまだに苦しむ人が多い病気　176
成人にもキャッチアップ制度を　178
髄膜炎菌ワクチン　180
狂犬病ワクチン——現在も治療法がなく、ほぼ死亡率１００％　187
多様な接種方法——曝露後予防もあり　189
ＢＣＧワクチン——役に立っているのか？　192
我が家ではＢＣＧ接種をさせていない　194

ロタウイルスワクチン　197

Ⅲ　多様なケースとワクチン　199

脾臓のない方の予防接種　200
妊娠とワクチン　206
固形臓器移植とワクチン　209
造血幹細胞移植とワクチン　214
医療従事者とワクチン　217
海外渡航者とワクチン　220
ダニ媒介性脳炎（ＴＢＥ）ワクチン　226
腸チフスワクチン　232
若者の百日咳ワクチン　234
コレラワクチン　236

デングワクチン　237
マラリアワクチン　240
黄熱ワクチン　242
軍隊用のワクチン　244
◆ライム病ワクチン　244／◆ワイル病ワクチン　245／
◆炭疽菌ワクチン　245／◆天然痘・サル痘（Ｍｐｏｘ）ワクチン　246／
◆アルゼンチン出血熱ワクチン　249／◆エボラウイルス感染症ワクチン　249／
◆ボツリヌス症ワクチン　250／◆チクングニア熱ワクチン　250／
◆東部ウマ脳炎ワクチン　251／◆ペストワクチン　251／◆野兎病ワクチン　252

Ⅳ　ワクチンの未来　253

安全性と簡便さの追求　254
制度上の問題　256

ワクチン開発と、臨床研究の遅れ　258
時代遅れのシステムからの脱却を　259
おわりに　262
【引用文献】　285

本文図版作成・キンダイ

Ⅰ　ワクチンと新型コロナワクチンを学び直す

（1）ワクチンと日本

日本のワクチン政策の2つの前進――HPVワクチンと新型コロナワクチン

この数年、日本のワクチン接種の環境において大きな前進が2つありました。

1つは、新型コロナウイルス感染症に対するmRNA（メッセンジャーRNA）ワクチン提供が非常にうまくいったことです。これは当時の政府、内閣、厚労省ら関係諸氏の功績だと思っています。

もう1つは、ヒトパピローマウイルス（HPV）ワクチンの積極的勧奨が再開されたことです(＊1)。

とはいえ、HPVワクチンについては、巨大なマイナス状態だったのが、ようやくスタート地点に戻ったという感じではあるのですが。

これまで日本は、予防接種による感染症の予防にあまり積極的ではありませんでした。日本の制度は世界の先進国に大きく後《おく》れを取り、だからこそ「ワクチン後進国」というありがたくない評価を得てきたのです。

しかし、世界を震撼《しんかん》させた新型コロナウイルス感染症の世界的流行（パンデミック）と戦うには、ゲームチェンジャーたるワクチンの活用が欠かせません。日本は新型コロナワクチンの入手、提供を迅速に行ない、世界的にも新型コロナの被害が非常に小さな国となりました。

本稿執筆時点（２０２３年４月）で、新型コロナで亡くなった方は世界で６８５万人以上にのぼります。じつは、おそらくこれも過小評価で、実際にはもっと多くの方が新型コロナで亡くなったであろうことが推測されています。世界でもトップレベルの医学雑誌『ザ・ランセット』に掲載された論文では、新型コロナウイルス感染症、ＣＯＶＩＤ－19で亡くなった方は１８００万人以上と推定しています（＊2）。

地球上でこんなに短期間にたくさんの方が１つの感染症で亡くなった事例は近年ありません。おそらくは、数千万人が亡くなったといわれる１９１８年の「スペイン風邪（パンデミック・インフルエンザ）」以来の被害といえるでしょう。

まさにＣＯＶＩＤ－19は１００年に１度の巨大な厄災なのです。

最も死者が多かったのは米国でした。すでに１０６万人以上が亡くなっています（＊3）。

米国では建国以来、多くの事件や戦争が起き、そのたびにたくさんの死者が発生してきました。

ウィキペディアの情報ですが、独立戦争での死者が３万１千人、南北戦争の死者が65万人以上、第１次世界大戦の死者が11万６５１６人、第２次世界大戦のそれが40万５３９９人、朝鮮戦争が３万６５１６人、ベトナム戦争が５万８２２０人、２００１年９月11日のアメリカ同時多発テロが２９９６人、イラク戦争が４４９２人だったとされています（＊４）（＊５）。

また、１９８１年に発見されたエイズの米国における総死亡者は、現在までに約70万人、１９１８年のスペイン風邪の死者が67万５千人、２０１７年のハリケーン・マリアの死者がおよそ３千人、２００５年のハリケーン・カトリーナの死亡者が２千人弱です（＊６）。

つまり、ＣＯＶＩＤ－19は、米国建国以来、人災、天災を含めて最大の死者を出した悲惨な感染症だったのです。

同様に、フランスでは16万人以上、ドイツでは17万人以上、英国では20万人以上、イタリアでは18万人以上の方がＣＯＶＩＤ－19のために命を落としています。

では、日本ではどうか。日本での死者は７万３７９１人と、他の先進国よりもダントツで少ないのです。Ｇ７（先進７カ国）加盟国の中では唯一、カナダの死者が５万１９３０人と日本よりも少ないですが、人口あたりの死亡者数はカナダが１００万人あたり１３５３人に対して、日本が１００万人あたり５８８人です。

Ｇ７の中でも日本は、ＣＯＶＩＤ－19の被害が圧倒的に小さな国だったのです。

もちろん、日本よりもよい結果を出した国は他にもあります。例えば、インドネシア。例えば、タイ。例えば、ベトナム。例えば、シンガポール。こうした国では、人口あたりの死亡者数が日本のそれより少なく抑えられていました。

しかし、それでも日本は新型コロナの死亡者数が世界的にはかなり少ない国です。新型コロナで死亡リスクが非常に高い高齢者が多い国にもかかわらず、です。

そんなわけで、日本の新型コロナ対策は国際的には一般に高く評価されています。もちろん、あれやこれやの局地的な失敗はありましたし（クルーズ船とか）、構造的な欠陥も多々あるのですが、全体としては日本はコロナ・パンデミック対策の成功国なのです（＊７）（＊８）。

日本でＣＯＶＩＤ－19の被害が小さかった理由

では、なぜ日本はＣＯＶＩＤ－19の被害が（相対的に）小さかったのか。

理由はいくつか指摘されています。例えば、社会活動抑制策への国民の遵守率が非常に高かったことなどです。

そして、成功の最大の理由の1つとして指摘されているのが、高いワクチン接種率だったのです。

2023年1月16日の段階で、人口100人あたりのワクチン接種回数は302・82回。1人あたり3回以上で、これは世界平均を大きく上回りますし、先進国ではトップレベルです。プライマリ・ケアや予防医療で世界最先端を行っているキューバには及びませんが、素晴らしい数字だと思います（資料1）。

日本はOECD（経済協力開発機構）加盟国の中で、国民における政府への信頼度が非常に低い国で、コロナ禍にあった2021年時点では、29・1%しかありませんでした（資料2、22頁）。

一般に、政府への信頼が低いと、予防接種の接種率は低下するのが普通ですが、「にもかかわらず」新型コロナワクチンは日本でよく接種されてきたのです。

その理由ははっきりしませんが、ぼくの推測では「ノリ」のおかげだと思っています。あるいは「空気」と言ってもよいでしょうか。

昔から日本人は、「皆がやる」という「ノリ」さえ作ってしまえば、同調圧力が広く作動

資料1　人口100万人あたりの新型コロナワクチン接種回数（2023年1月16日時点）

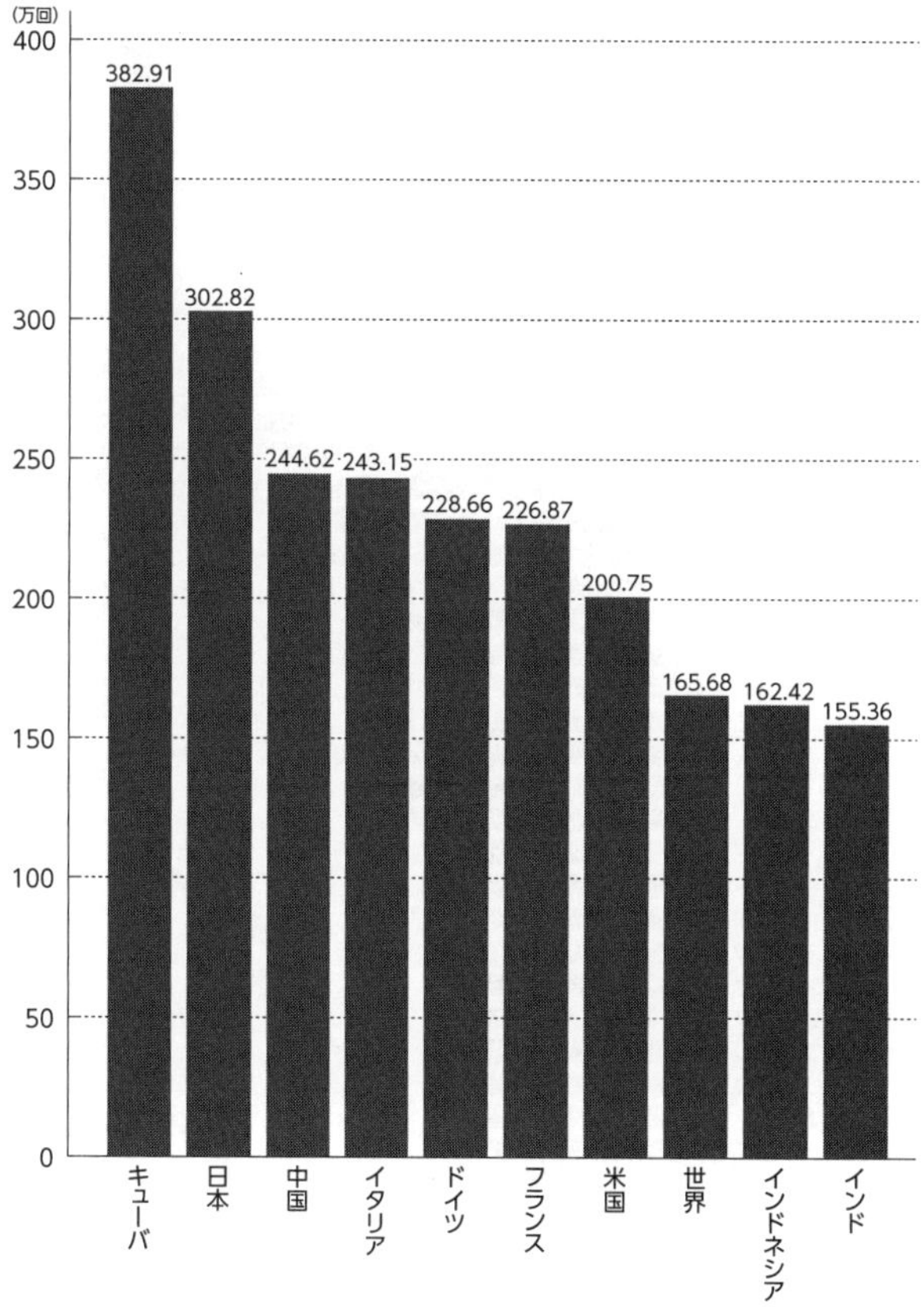

出所：Our World in Data

資料2　国民の政府に対する信頼度
（OECD加盟国、2021年時点または最近年）

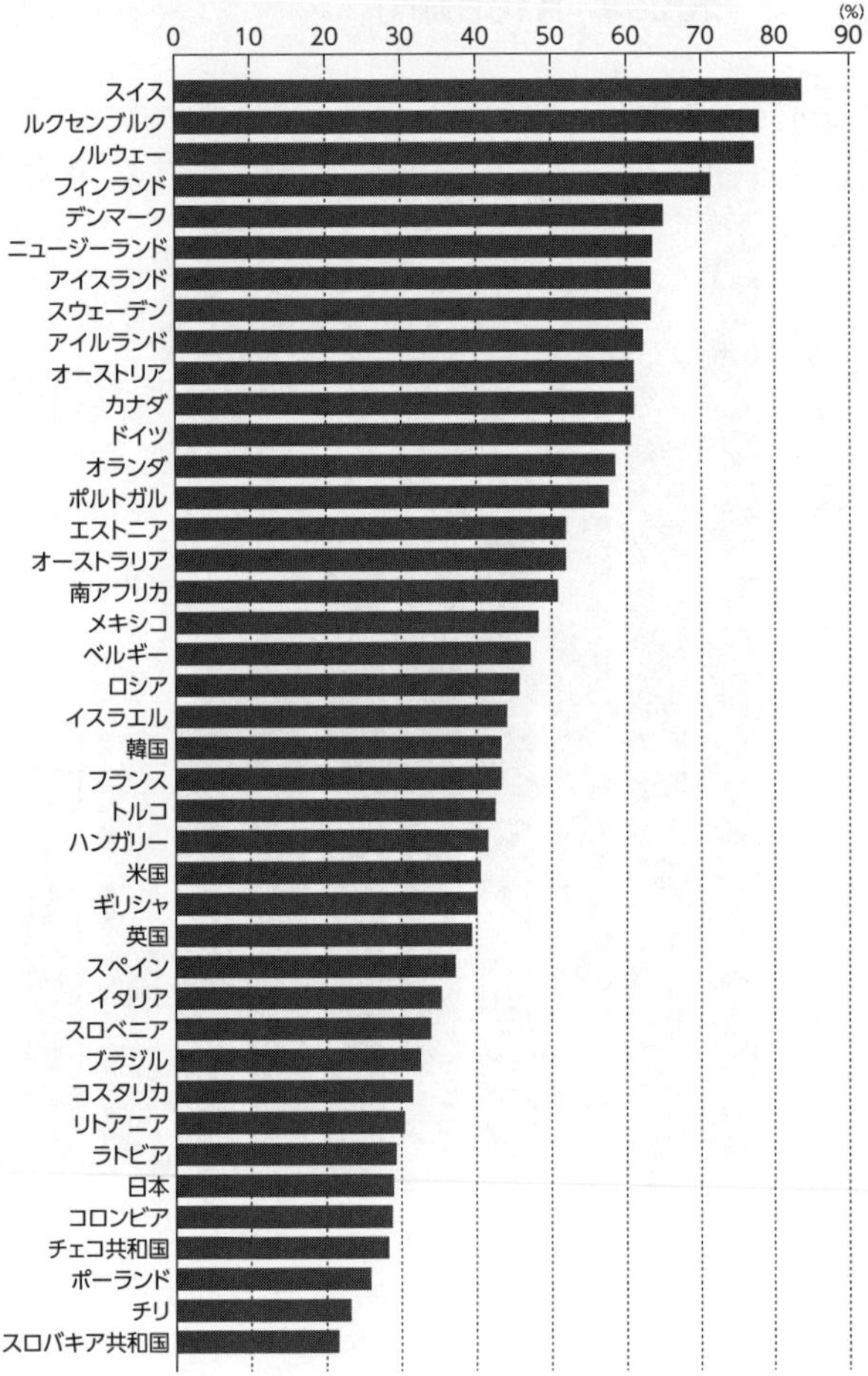

出所：OECD Data

して、皆で同じような行動をとってくれるのです。だから、日本では「ワクチンを打つ」という「ノリ」さえ醸成されてくれれば、皆がワクチンを打ってくれるのです。

有名な沈没船ジョークがあります。豪華客船が沈没しそうになり、救命ボートはキャパがいっぱいで、誰かが海に飛び込まなくてはいけません。船長は各国の乗客を説得して海に飛び込ませようと試みます（あくまで、ジョークです）。

アメリカ人には「ここで飛び込めばヒーローになれますよ」と言うと飛び込む。
ロシア人には「海にウォッカの瓶が流れていますよ」、
イタリア人には「海中を美女が泳いでいますよ」、
フランス人には「絶対に海に飛び込まないでください」、
イギリス人には「紳士はこういう時、海に飛び込むものです」、
そして、日本人には「みんなも、飛び込んでますよ」と言うと飛び込む。

というものです（しつこいようですが、あくまでジョークです）。
これが日本人の大好きな「同調圧力」というわけです。

しかし、日本人が同調圧力に弱いのならば、逆に「ワクチンを接種しない」という同調圧力だって醸成できたわけです。そうなれば、日本では「皆が」ワクチンを接種しない状態となり、現在よりももっともっとたくさんの方が新型コロナで死亡していたかもしれません。同調圧力は吉と出ることもあり、凶と出ることもあるのです。

だから、日本の新型コロナワクチン接種政策の「成功」に、日本人の国民性が大きく寄与していたことはおそらく間違いないと思います。

けれども、だからといって「政府にはなんの功績もない」などと言うつもりはありません。「ワクチンを接種しよう」という同調圧力を醸し出すことができた日本政府や担当者の力量は素晴らしかったとぼくは思います。こんなに政府が信用されていないにもかかわらず、その「空気」を作ることに成功したのだから。

「日本人はワクチンが嫌い」は本当か？

ぼくは１９９７年に医学部を卒業して医師になり、翌年の１９９８年には米国の内科研修医になりました。以降、ずっと海外で診療していたのですが、なんやかんやあって２００４年に日本に帰国しました。

ぼくが帰国した２００４年。日本は当時も予防接種後進国でした。今も後進国ですけど。

いや、予防接種だけではありません。感染症診療、感染症対策全体も日本は三流の国でした。診断も治療も予防もちゃんとできていない。あまりにレベルが低い状態に唖然《あぜん》としたのを今でも覚えています。

感染症の専門家と呼ばれている人たちもレベルが高くありませんでした。医学的、薬理学的に間違った抗菌薬の使い方をしていても、「私はこれで困ったことなんてありませんよ」なんて、堂々と公言してしまう「専門家」も少なくありませんでした。いやいやいや、あなたは困ってなくても、患者さんはめっちゃ迷惑していますよ、とぼくは反論したものです（あー、ぼくってこういう本当のことを忖度《そんたく》なしに、同調圧力をガン無視して言っちゃうんですよね。日本の「ムラ社会」ではタブーなんですけどね（笑））。

そういう「専門家」の１人がぼくに「アドバイス」したことがあります。

「日本人はワクチンが嫌いだからね。イワタ先生は日本の予防接種制度が遅れてる、遅れてるって言うけど、そうじゃなくて、国民がワクチンを嫌ってるんですよ」

本当かな、とぼくは思いました。今から考えれば、新型コロナワクチンの接種状況が世界最高レベルなことを考えても、このような「専門家」の意見が正しくはないのは明らかです。

２００４年にぼくが日本に帰国して、千葉県の亀田総合病院に勤務するようになった時、亀田での職員のインフルエンザワクチン接種率は非常に高く、90%を優に超えていました。別に義務ではありません。

ところが、米国では医療従事者のインフルエンザワクチン接種率は6割ちょっとのことが多く、場合によっては5割未満でした。

米国ではこれを義務化することでようやく9割に達しました(*9)(*10)(*11)。

もちろん、日本の医療機関でもインフルエンザワクチンの接種率が低いところも多々あります。しかし、「日本人だからワクチンが嫌い」というのは、亀田の例で見ても妥当ではないことは明らかでしょう。

「ああー、日本人がワクチン嫌いとかいうのは、全然根拠のないデタラメなんだな」とその時、思ったものです。

日本のメディアも「日本人はワクチンが嫌い」という「神話」を信じています。例えば、毎日新聞は「根深い日本の『ワクチン嫌い』」を報じています。これは各国で行なわれた、ワクチンの安全性や有効性をどう考えているかについてのアンケート結果です。
それによると、ワクチンの安全性への信頼は、国別ランキングで日本は２０１５年が１４７位、２０１９年が最下位の１４９位でした。有効性への信頼でも、２０１５年が１４７位、２０１９年は１４８位でした。日本人はワクチンへの信頼度が他国の人に比べて著しく低かったのです（＊12）。

しかし、この調査が行なわれたのは２０１５年から２０１９年にかけてです。この時期はＨＰＶワクチン、いわゆる「子宮頸《けい》がんワクチン」の「副作用」がメディアで大々的に報じられた時期です。よって、その影響が大きかったものと思います（論文でもそのように指摘されています）。

日本人が「ワクチン嫌い」であるというより、この期間に（メディアなどによって）「ワクチン嫌い」に誘導された、と解釈すべきかと思います（＊13）。

子宮頸がんなどの予防に用いるヒトパピローマウイルスワクチン（ＨＰＶワクチン）の接種率は、一時、非常に低くなり、ほとんど接種されなくなっていました。メディアがワクチンの効果と安全性をフェアに報じてこなかったこと、そして政府、厚生労働省がワクチンの積極的勧奨を止めてしまったことが大きな原因だったと思います。メディアや政治が日本人に対するワクチンへの不信感を醸成してしまったのです。

そして、日本人は同調圧力が強いので、いったんそういうネガティブな「空気」が醸成されてしまうと、皆が右へ倣《なら》え、でワクチンを打たなくなります。前述のように、同調圧力は吉と出ることもあり、凶と出ることもあるのです。

ネット上には、Ｘ（旧ツイッター）やフェイスブック、ＹｏｕＴｕｂｅなどで反ワクチン的なコメントをする人たちが多々います。

彼らは声が大きいので目立ちますよね。出版物でも同様で、書店に並んでいる「ワクチン」「予防接種」関連の本の大多数は、ワクチンの危険性を煽《あお》る反ワクチン的な内容のものです。

そういう「インフルエンサー」に同調して、やはり反ワクチン的になってしまい、ワクチン嫌いになる人もいるとは思います。

しかし、前述のように、日本の新型コロナワクチン接種率は非常に高いのが現実です。「ワクチン嫌い」の人たちの声が大きい割には、彼らの影響は限定的なのかもしれません。

ワクチン原理主義ではない——結果をもたらすならなんでもよい

さて、米国の話をします。米国は、予防接種の「仕組み」作りについては世界トップレベルです。最新の有効なワクチンを上手に推奨制度に組み込んでいきます。ワクチンで予防できる疾患についてのまとめや情報提供もしっかりしています。

例えばＣＤＣ（アメリカ疾病予防管理センター）は、ピンクブックと呼ばれる情報ツールを定期的に公開、更新しています。各疾患やワクチンについて、これで総合的な理解を得ることができます（＊14）。

しかし、そのような優れた仕組みにもかかわらず、米国における各種ワクチンの接種率はそれほど高くはありません。

なぜ、米国は「仕組み」がしっかりしているのに、ワクチン接種率が案外高くないのか。

例えばそこには、宗教的な信念で打たない層の存在があります。あるいは、共和党と民主党という二大政党のある中で、ある政党が支持するワクチンを別の政党を支持する人たちが全否定する態度もあるでしょう。

こうした宗教的、政治的な理由が、米国のワクチン接種率にネガティブな影響を与えているようにぼくは思います。前述のように、ワクチンの効果や安全性を理解しているべき医療者ですら、義務化しないと接種率が上がらない体《てい》たらくです（＊15）。

日本ではこういう根拠でワクチンを接種しない人は少数派です。政治に絡《から》めてワクチンを接種しない人など、日本ではかなり少数派でしょう。なにしろ、政府に対する信頼は全体的にはとても低いのですから。

全体としては、日本では、「ワクチンと政治は関係ない」のです。

最近、ようやく日本で、ＨＰＶワクチンの積極的勧奨が再開されました。しかし、報道によると、接種率は3割程度と非常に低いままです（＊16）。政府、厚労省、専門家学会などの努力不足、工夫不足のためです。メディアもかつての偏向的な報道を反省したためしがありません。ＨＰＶワクチンについても、積極的に接種すべきだ、という空気を醸成する必要があると思います。

先進国では、子宮頸がんは数十年後には極めてまれながんになることが期待されています。効果的なワクチンの活用と、がん検診のコンビネーションがもたらす成果です（＊17）。

しかし、この流れに先進国で唯一後れを取っているのが日本です。接種率を急いで上げなければ、大切な命がさらに奪われ続けてしまいます（＊18）。

ちなみに、子宮頸がん予防の2本柱といえるのが、ワクチンとがん検診ですが、日本はがん検診についてもうまくいっていません。

２０１３年の古いデータですが、日本の子宮頸がん検診受診率は、ＯＥＣＤ加盟国でも下

資料3　子宮頸がん検診の受診率（20～69歳女性、2003年・2013年〔もしくは最近年〕、OECD加盟国）

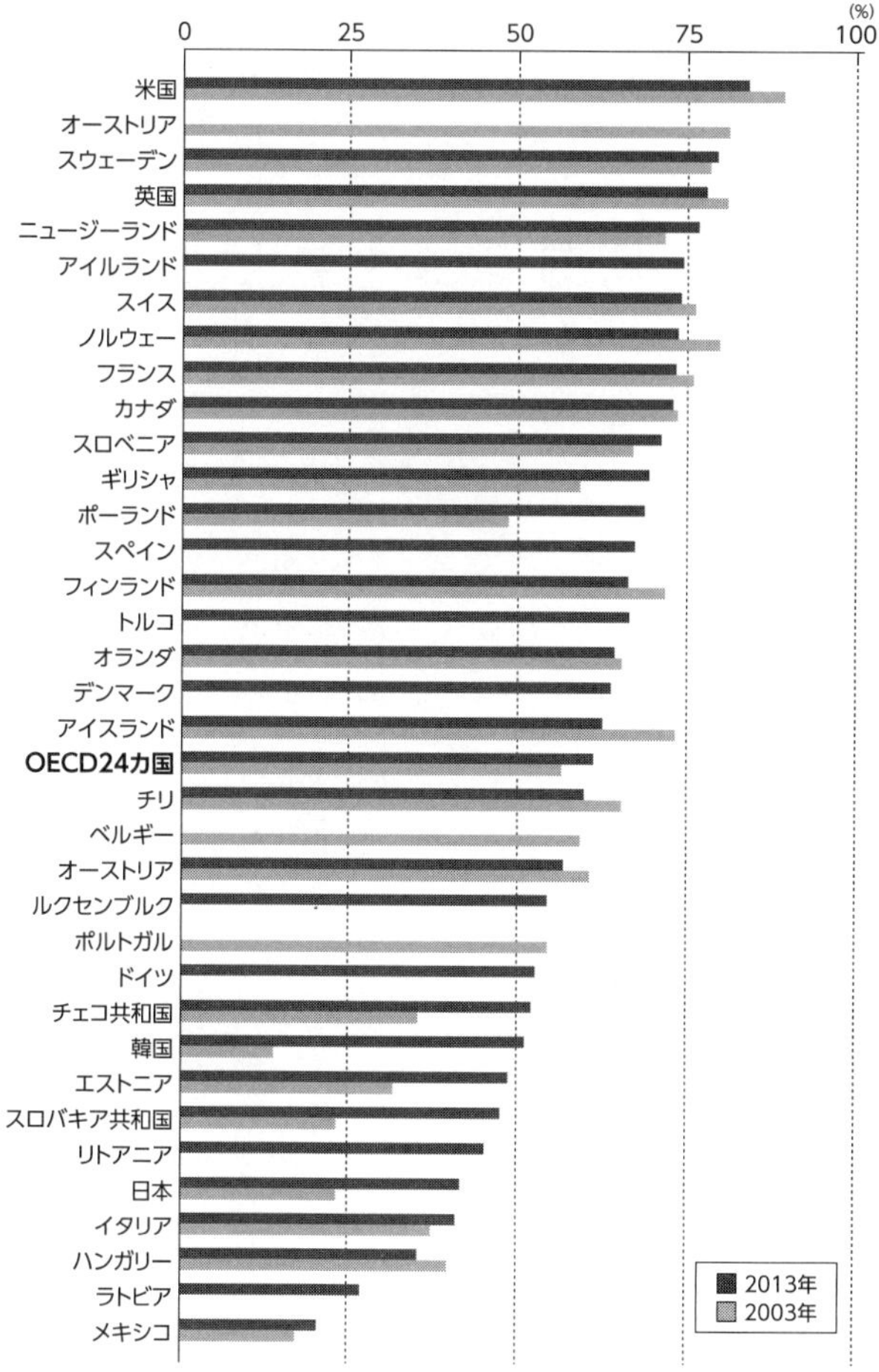

出所：OECD Health Statistics 2015

から5番目と低いままです（資料3、31頁）。２０１９年のデータでも43・7％とその数字は伸びていません。がん検診のほうも、上手なリスク・コミュニケーションを活用して、受診率を上げていく必要があります。

ぼくらは別に「ワクチン原理主義」者なのではありません。方法はなんだってよいのです。それが結果をもたらしてくれる限り。効果的な施策は組み合わせて効果を上げるのが当然です。ワクチンはその道具の１つに過ぎないのです。「検診」か、「ワクチン」か、という二者択一の議論も無意味です。両方やればいいだけの話なのですから。

（2）予防接種の歴史

天然痘の予防のために行なわれていた「人痘」

歴史上、最初に実用化されたワクチンは、エドワード・ジェンナー（資料5、37頁）による天然痘ワクチンであることはよく知られています。１７９８年のことでした。天然痘ワクチンの普及のおかげで、天然痘は地球上から根絶され、我々はこの死亡率30％ともいわれる感染症と戦う必要はなくなりました（＊19）。

もっとも、ジェンナーより前に、すでに人痘《じんとう》接種のプラクティスは行なわれていました。「人痘」とはなんでしょうか。それは、天然痘の感染者の皮膚の膿《うみ》を擦り込むことで、病気から身を守る方法のことです。

ジェンナーが接種したのは、牛から得られた「牛痘《ぎゅうとう》」由来のワクチンでした。それに対する「人痘」というわけです。

経験的に、昔の人は、天然痘にかかった人は二度と天然痘にかからないこと、そして天然痘にかかった人の膿を擦り込むことで天然痘にならない（人がいる）ことを知っていたのでしょう。

もっとも、こういうことをやって本当に天然痘になってしまう人も少なからずいたでしょうから、この方法は「当たるも八卦《はっけ》当たらぬも八卦」、ちょっとしたギャンブルのようなものでした。

よって、人痘の評価は当時から真《ま》っ二《ぷた》つ。賛成派と反対派に分かれて、激しくその是非が議論されました。

人痘が懸念されたのは、その安全性によってだけではありません。当時のキリスト教社会では、このような医学的介入行為は「神の教えに背《そむ》く」と考えられ、宗教上の理由から人痘接種に反対の方もいました。

現在でも、いわゆる「反ワクチン」と呼ばれる方の中には、このような宗教的理由を根拠にしている方がいますね。医者でも、敬虔《けいけん》な信者の方に、強固な「反ワクチン」の方が少なからずいます(＊20)。

人痘をイギリスに持ち込んだ外交官夫人

「人痘」がいつ、どこで始まったのか。はっきりしたことは分かりません。しかし、おそらくは千年以上前の中央アジアでこのプラクティスは始まり、中国、トルコ、アフリカ、さらにはヨーロッパにその手法が伝わったのでは、と考えられています。

16世紀になり、インドのブラーミン・ヒンドゥスが、乾燥した天然痘の膿を皮膚にこすりつける人痘を行なっていたという記録があります。中国では10世紀にすでに人痘を行なっていたらしいという文献があるそうですが、事実関係の確認はされていません。遅くとも18世紀には、中国で人痘が行なわれていたことは間違いないようです。

資料4　レディー・モンタギュー（1689-1762）

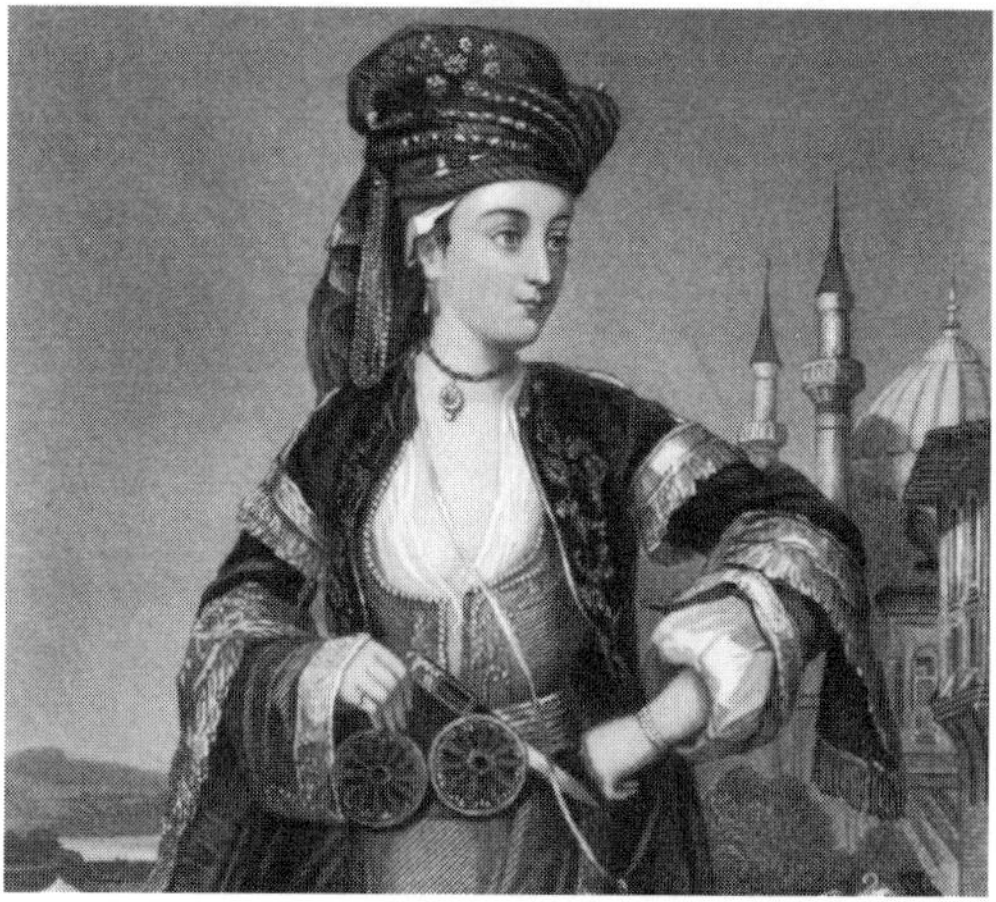

イギリスに人痘が持ち込まれたのは１７２１年のことです。持ち込んだのは、レディー・マリー・ウォルトレイ・モンタギューというイギリスの女性です（資料４）。

彼女は人痘をコンスタンティノープルで学んだのです。現在のトルコ、当時のオスマン帝国ですね。レディー・モンタギューの夫がオスマン帝国の英国大使だったのです。

レディー・モンタギューは兄弟を天然痘で失い、自分も天然痘によって顔貌《がんぼう》を損なっていました。そのため、レディー・モンタギューはこの病気に強い関心を持って研究したのでしょう。

トルコで人痘を学んだレディー・モンタギューは、自分の息子や娘に人痘を行ないました。しかし、人痘は効果的でしたが、安全面では問題がありました。数％の確率で、人痘接種者自身が天然痘を発症し、死亡したのです。天然痘ウイルス自体を擦り込むのだから、当たり前ですよね。

人痘接種を「一種のギャンブル」と書いたのは、天然痘から身を守るための人痘自体が、天然痘の原因になってしまう（ことがある）からなのでした（同じような問題は、現在もポリオワクチンなどで見られます）。

この時代、アメリカ大陸でも人痘は行なわれていました。

ジョージ・ワシントンは１７７７年、大陸陸軍新兵に人痘の集団接種を行なうよう命じました。アメリカ人の多くは天然痘に免疫がなく、対する英国軍人は小児期に人痘を受けていて天然痘に免疫があったからです。米国の独立戦争が開戦したのが１７７５年です（＊21）。

ジェンナーより前に「予防接種」をしていた畜産家

さて、「人痘」はこのようにあちこちで用いられていましたが、この「毒をもって毒を制す」やり方では危なっかしすぎていけません。より安全な方法が模索されました。

それを最初にやったのはジェンナー……ではありませんでした！

資料5　エドワード・ジェンナー（1749-1823）

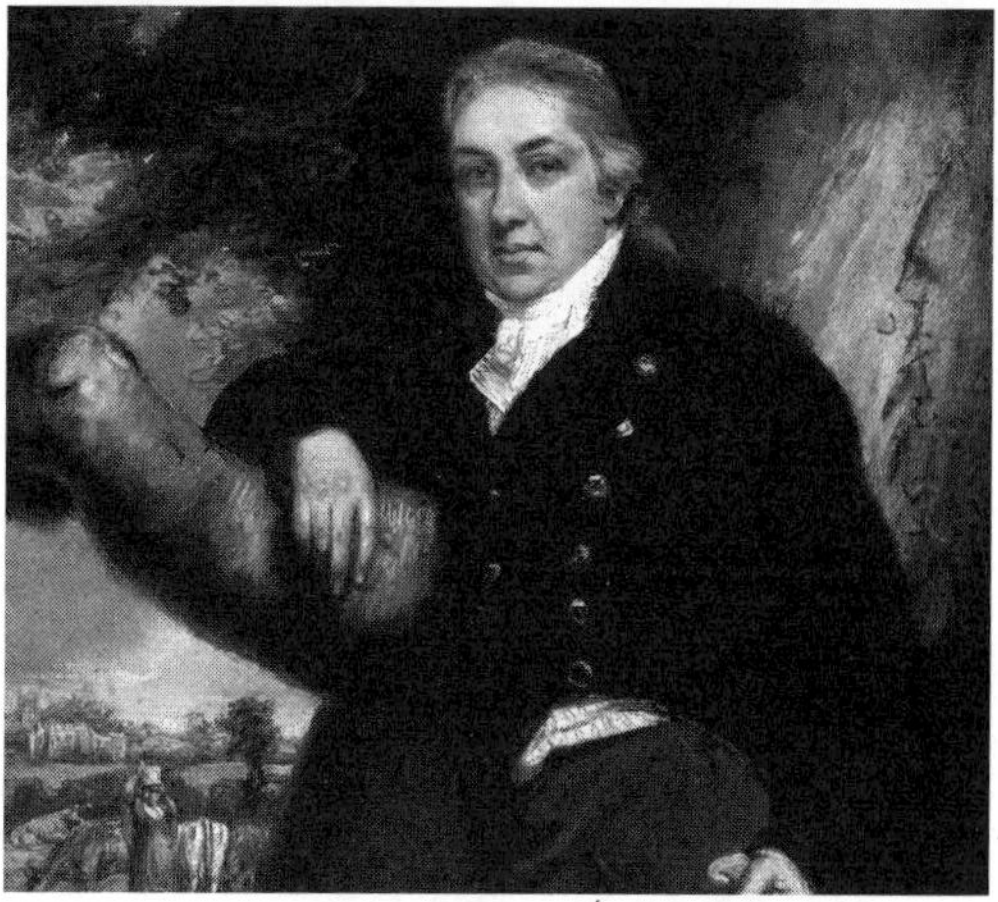

1774年、イングランドのドルセット・カウンティで、牛の畜産家だったベンジャミン・ジェスティが、妻と2人の子どもに「牛痘」を接種しました。ジェスティは自分自身も牛から牛痘を感染しており、天然痘に免疫ができていたのです。

畜産家の間では、牛痘に罹患《りかん》することで天然痘から守られるという知識はすでに広まっていました。しかし、ジェスティのようにそれを「わざと」やった人はいなかったのです。これが人類史上初めての「予防接種(vaccination)」だったと考えられています。ジェンナーの牛痘接種はこのあと、行なわれたものでした。

ジェンナーは子どもの時に、ある逸話を持

っています。彼が8歳だった時、「人痘」を接種されたのです。1757年のことでした。軽症の天然痘を発症しましたが、幸いそのまま回復したのです。その後、ジェンナーは医学、科学に関心を持つようになり、外科医や薬剤師の見習いになりました。

彼が医学の手習いを受けていたソドバリーでは、牛痘を使った天然痘予防の方法は酪農家の間で知られていました。「牛痘にかかったから、もう天然痘にはならない」というのです。

彼は医師、ジョン・ハンターと、この件を相談しました。ジョン・ハンターは当時、すでにイングランドで最も高名な外科医でした。また、生物学者、解剖学者、実験科学者としても有名でした。まあ、世界中から珍獣やヒトの死体を収集するような変人でもあったようですが。動物としゃべることができる『ドリトル先生』シリーズのジョン・ドリトルのモデルともいわれていますね（*22）。

ジェンナーとハンターは長年にわたり仲良しだったようです。ジェンナーの研究範囲も多岐にわたり、気球を作ったり、カッコウの研究をしたり、人血の研究をしたりと、博覧強記な活躍を見せました。

そして、ついにジェンナーは牛痘の実験を行なうのです。

サラ・ネームズという若い女性が酪農場で働いており、腕に牛痘の膿痂疹《のうかしん》ができました。

ジェンナーは、この膿を8歳のジェームズ・フィップスという少年に擦り付けました。ジェームズには発熱と食欲不振が見られましたが、翌日には元気になっていました。

2カ月後、ジェンナーはこの子に天然痘の膿を擦り付けます（!）。しかし、彼は天然痘を発症しませんでした。ジェンナーは牛痘によって予防がなされたと考えたのです。

ジェンナーの牛痘実験の報告は王立協会に提出されますが、リジェクト（掲載拒絶）されてしまいます。たった1人だけを対象とした実験だったために、信用性に乏しいというわけです。

その後2年間、ジェンナーは規模を拡大した実験を行ない、1798年に自費出版で牛痘の成果を報告しました。ついに医学界はこの報告に注目しました。このため、牛痘が人気となりました。ほどなく、人痘は行なわれなくなりました。

ジェンナー自身がワクチン（vaccine）という言葉を使ったわけではなく、この名称を初めて用いたのはジェンナーの友人、リチャード・ダニングでした。1800年のことでした。

史実でいうならば、予防接種を初めて行なった功績はジェスティのものですが、これを学術的に発表し公知したのがジェンナーというわけですね。

資料6　マリア・テレジア（1717-1780）

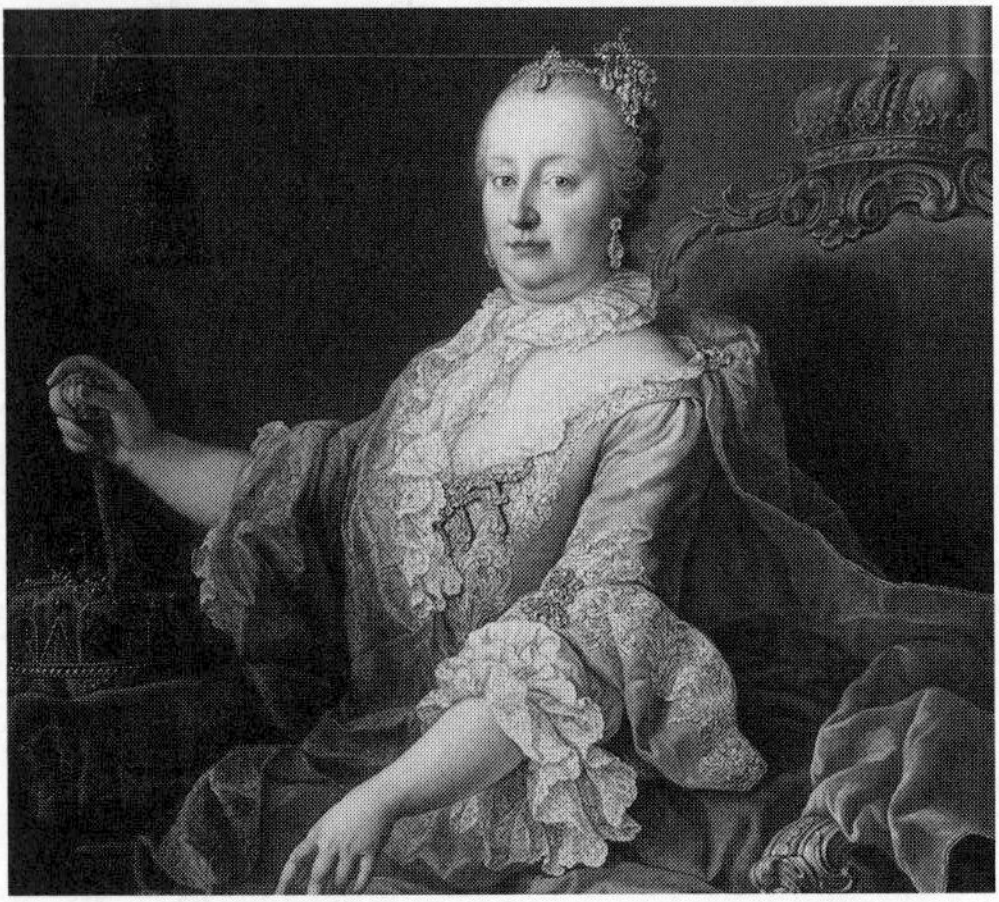

マリア・テレジアも人痘ワクチンを推進

ちなみにですが、ジェンナー以前に天然痘のワクチン接種を試み、推進した人に、ハプスブルク帝国の「女帝」であったマリア・テレジア（資料6）がいます。

マリア・テレジア自身、天然痘に罹患して苦しみました。1767年のことです。肖像画では天然痘による「あばた」が残っている、と記録されていますが、正直、ぼくはこの肖像画を見ても、ほっぺたと鼻が赤いことが分かるだけで、天然痘の「あばた」については判別できませんでした。皆さんはいかがですか（掲載した肖像画はモノクロですが）。

同年、娘のヨセファが天然痘のために命を落とします（他にも、マリア・テレジアは2

人の子どもを天然痘で失っています）。マリア・テレジアが天然痘対策に力を入れたのはこうした悲劇が原因でした。

マリア・テレジア、そして彼女の長男でハプスブルク帝国君主のヨーゼフ2世は、家族に天然痘ワクチン（人痘）を打ちました。ヨーゼフ2世も、妻を2人、天然痘で失っていたのです。

当初はマリア・テレジアも、神への祈りと対症療法だけで天然痘と対峙《たいじ》していたのですが、予防接種に踏み切らざるを得ないほど、天然痘の被害は広がっていました。

マリア・テレジアはイギリスから医師を派遣してもらったりして、この医学的知見を導入しました。こうして、マリア・テレジアは、ハプスブルク帝国での天然痘ワクチンを推進したのでした。

当時、予防接種は神の教えに反するとされ、キリスト教社会においては反対派も多かったのですが、マリア・テレジアはむしろ、予防接種などの医学を「神の贈り物」と捉えて積極的に推進し、信仰と科学の矛盾を解消しようとしました。

前述のように、人痘の有効性と安全性のバランスは微妙であり、多くの人はこのワクチンに懐疑的でした。ウォルフガング・アマデウス・モーツァルトの父、レオポルトは人痘に懐疑的で、息子にワクチンを打たせませんでしたが、その後、ウォルフガングは天然痘に罹患し、大いに苦しむことになります。音楽史にとっては、彼が天然痘で命を落とさなかったことは僥倖《ぎょうこう》でした（＊23）（＊24）（＊25）。

資料7　ルイ・パスツール（1822-1895）

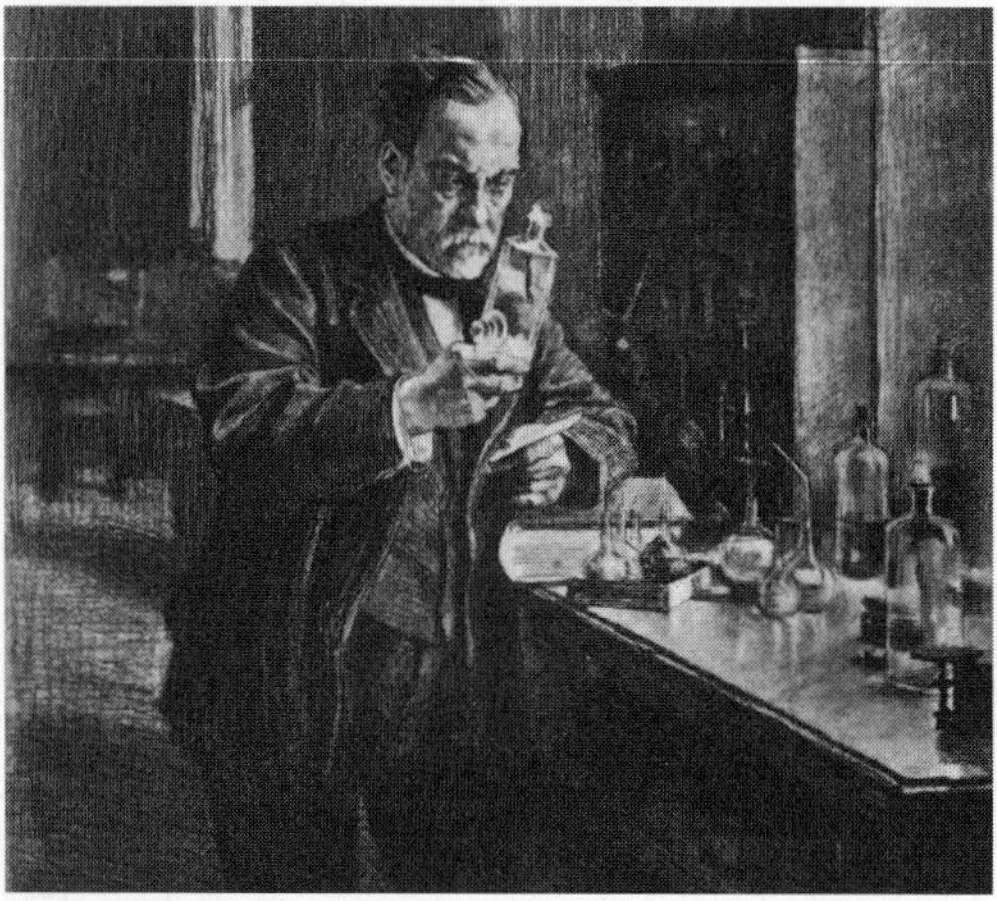

続々と開発されたワクチン

ジェンナーの次に、予防接種に偉大な貢献をもたらしたのは、フランスのルイ・パスツール（資料7）でした。パスツールの功績は多々ありますが、ワクチン開発にも40年以上取り組んだのでした。

彼は、家《か》禽《きん》コレラ（chicken cholera, *Pasteurella multocida*）という菌を1878年に入手し、これを鶏に通過させることで毒性を弱めてワクチンを開発しようとしました。

１８８０年、パスツールは開発したワクチンを８羽の鶏に接種しました。次いで、ワクチン接種のないものも合わせ、19羽の鶏に毒性の強い家禽コレラを注射しました。ワクチンを接種した８羽の鶏はすべてが生存し、ワクチン接種のなかった鶏の大多数が死にました。

その後、パスツールは狂犬病ワクチンを開発し、９歳の少年ジョセフ・マイスターにこれを接種しました。

また、パスツールは炭《たん》疽《そ》菌《きん》ワクチンの研究もしていました。ライバルだったドイツのロベルト・コッホが感染の成立条件を示した「コッホの原則」の開発に用いた炭疽菌です。

しかし、先に炭疽菌ワクチンを開発したのは、同時期のフランスの獣医、アンリ・トゥーサンでした。

初めての不活化ワクチン（55頁で後述）を開発したのは、アメリカのダニエル・エルマー・サーモンとテオボルド・スミスで、１８８６年のことでした。豚熱（豚《とん》コレラ）の不活化ワクチンです。

ペストの原因となるペスト菌（*Yersinia pestis*）を同時期に（１８９４年）、しかし別々に発見したのはスイス生まれのアレクサンダー・イェルシンと北里柴三郎（資料８、44頁）

資料8　北里柴三郎（1853-1931）

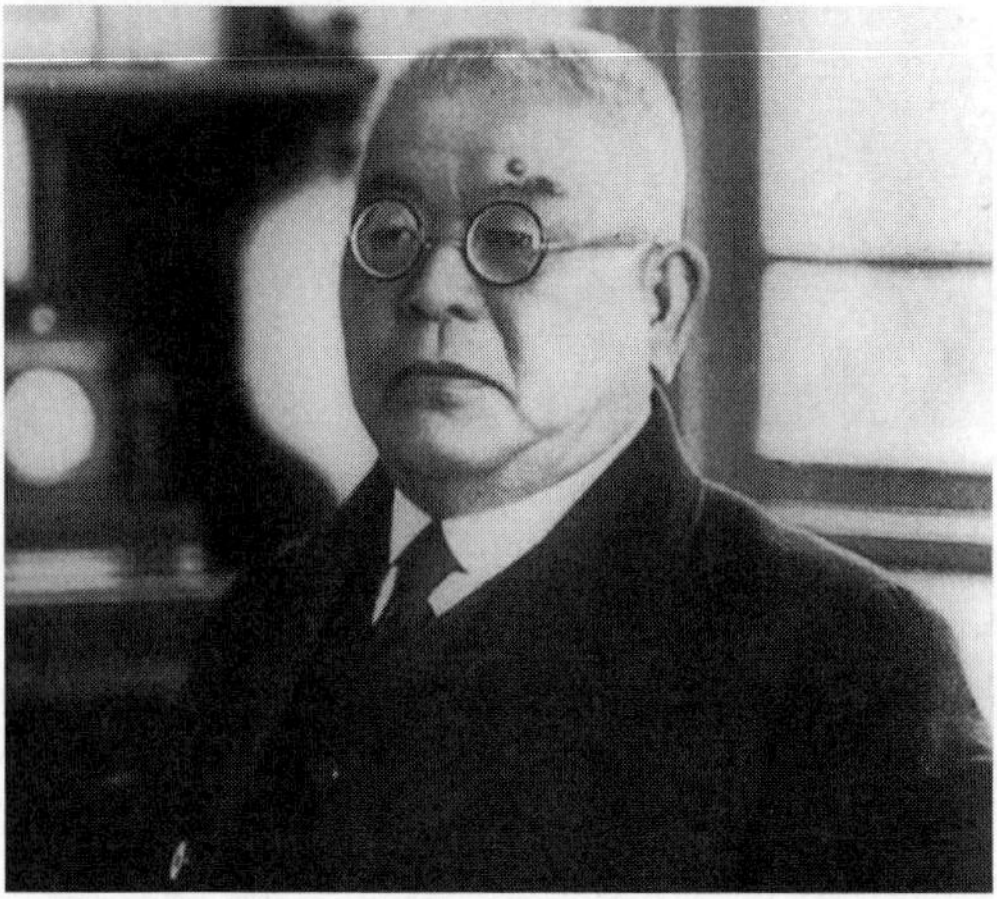

です。その後イェルシンは動物用のペストワクチンを開発しました。が、人のペストに有効なワクチンを開発したのは別の人で、旧ロシア帝国オデッサ出身のウォルデマール・ハフキンです。

ジフテリア菌や破傷風菌に対する抗毒素（抗体）を開発したのは、エミール・フォン・ベーリング（資料9）と北里で、1890年のことでした。

もっとも、抗体（antikorp, antibody）という名前をつけたのは、ドイツのパウル・エールリッヒでした。日本の秦《はた》佐《さ》八郎《はちろう》とともに世界初の抗生物質、サルバルサンを開発したあのエールリッヒです（拙著『サルバルサン戦記』〔光文社新書〕参照）。

資料9　エミール・フォン・ベーリング（1854-1917）

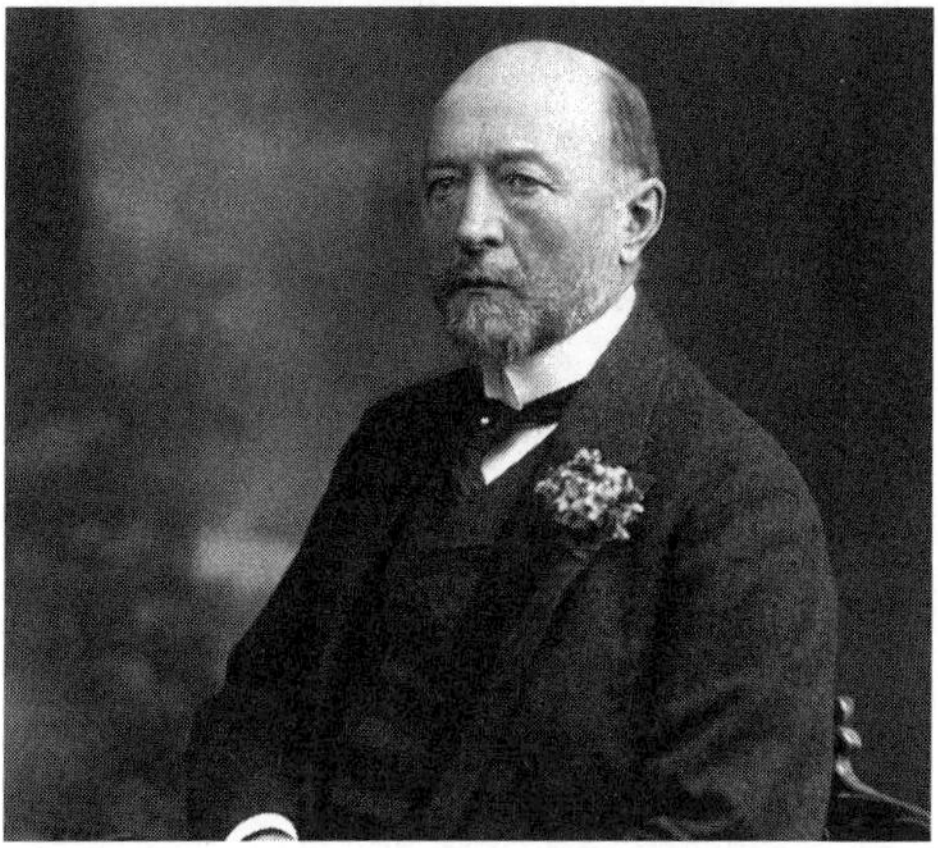

　ここから、多種多様な感染症に対する、多種多様なワクチンが開発されるようになりました。結核菌のワクチン（ＢＣＧ）、百日咳《ひやくにちぜき》ワクチン、黄熱ワクチン、インフルエンザワクチン、ポリオワクチン、肺炎球菌ワクチン、Ｂ型肝炎ワクチン、麻疹ワクチン、髄膜炎菌ワクチン、日本脳炎ワクチンなどなど、次々と新しいワクチンが開発されてきました。

　21世紀になっても、帯状疱疹ワクチンや結合型肺炎球菌ワクチン（プレベナー）、ヒトパピローマウイルス（ＨＰＶ）ワクチン、そして新型コロナウイルスワクチンと、次々と新しいワクチンが開発され、現在もなお新しいワクチンが開発され続けています（＊26）。

（3）ワクチンが効果を発揮する理由

Bリンパ球とTリンパ球

基本的に、ワクチンの効果は、Bリンパ球が作る抗体に依存しています。

Bリンパ球というのは、リンパ球の一種です。リンパ球はざっくり分けるとBリンパ球とTリンパ球に分けられるのです。B細胞、T細胞と呼んだりもします（資料10）。

リンパ球は白血球の一種です。白血球というのは血液の中にある細胞の一種です。

血液が赤いのは赤血球があるからですが、その赤血球に対応して「白血球」というわけです。実際の白血球は無色半透明なのですが、白血球を遠心分離機で集めると、白血球のある層が白っぽく見えるのが、この名称の由来だそうです。

「白血球」だとピンとこない人も、「白血病」ならご存じなのではないでしょうか。白血病は、血液が白くなる病気ではありません。白血球という血液の細胞ががん化する、血液のが

資料10　白血球（と赤血球）

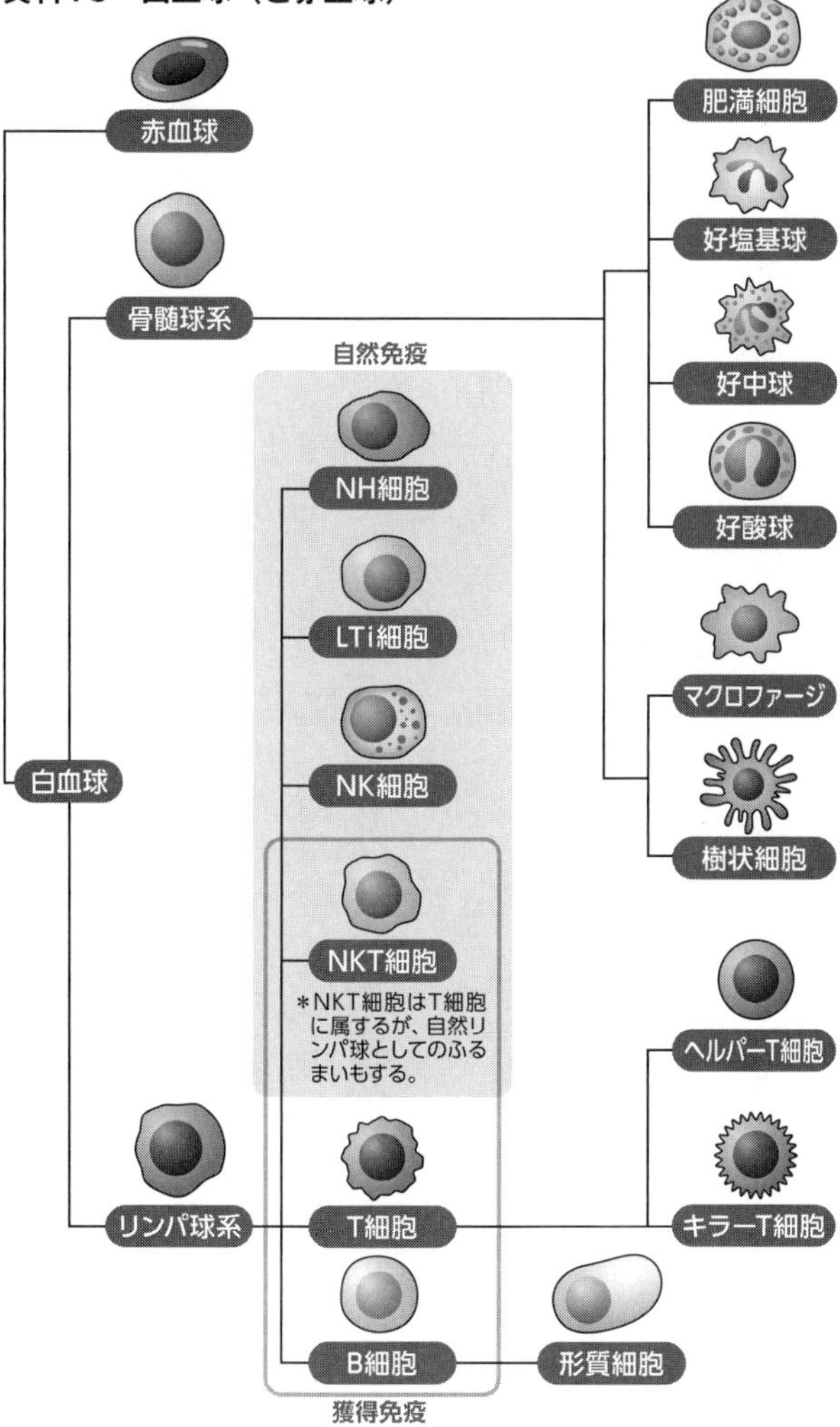

んなのです。

もう一度まとめておくと、血液の中には赤血球とか白血球があり、白血球の中にリンパ球があり、リンパ球の中にＢリンパ球とＴリンパ球がいて、そのＢリンパ球が抗体を作ります（厳密にはＢ細胞が変化した「形質細胞」が抗体を作ります）。ワクチンが惹起《じゃっき》するのはこのＢリンパ球の抗体なのです。説明、長かったですねー。

抗体は、病原体や病原体が作る毒素と結合し、これを中和したり、別の白血球であるマクロファージなどに食べさせて破壊したりします。このようにして対象となる病原体をやっつけるわけです。

ある病原体には、その病原体特有の抗体が攻撃します。ある抗体はＡという病原体を攻撃しますが、Ｂという別の病原体は攻撃しないのが原則です（例外はあります）。

病原体をアタックするのは、抗体だけではありません。細胞傷害性のある別の白血球、ＣＤ８陽性Ｔリンパ球も、ウイルスなどに感染した細胞を攻撃して免疫に寄与します。

ざっくりいえば、Ｔリンパ球はＣＤ４陽性Ｔリンパ球（ＣＤ４陽性Ｔ細胞）と、ＣＤ８陽性Ｔリンパ球（ＣＤ８陽性Ｔ細胞）に大別されます。なんでも、細分化されていくのです。

ＣＤ４は「シーディーフォー」、ＣＤ８は「シーディーエイト」と読みます。ＣＤとは

資料11　胸腺と骨髄

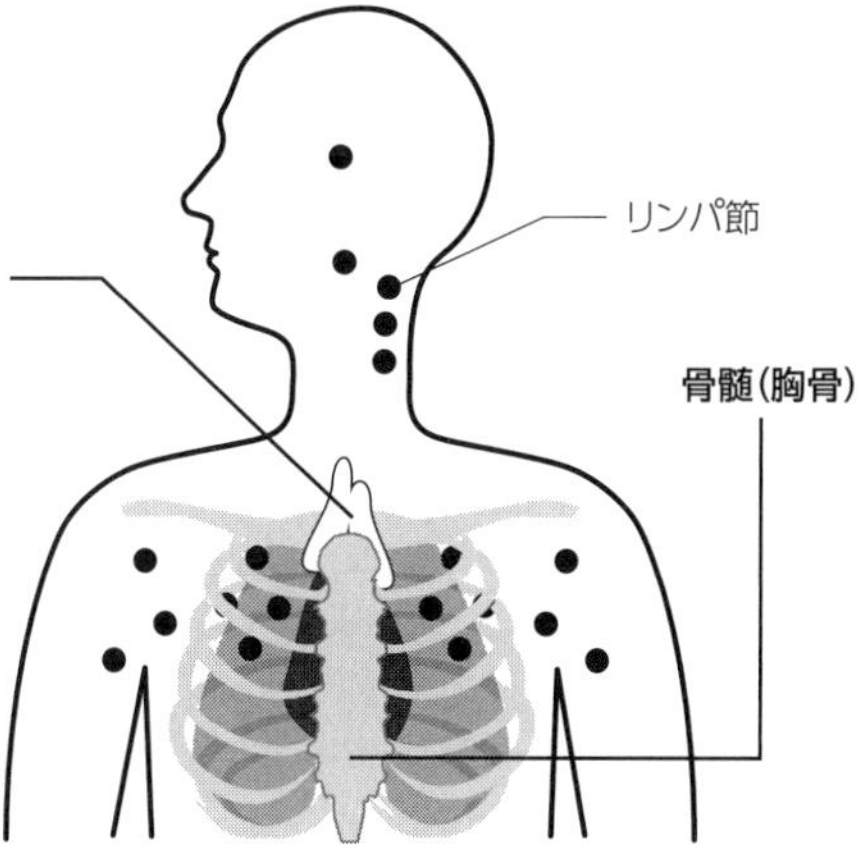

……ま、このへんは知らなくてもいいです。白血球の表面に、ＣＤなんとかというタンパク質がたくさんありますよ、その１つがＣＤ４で、あるいはＣＤ８ですよってことだけ知っておいてください。

ヘルパーＴ細胞とキラーＴ細胞

では、なぜ、そもそもＴリンパ球とＢリンパ球なのか。

Ｔリンパ球のＴは、胸腺《きょうせん》(thymus)のＴです(資料11)。ちなみに、仔牛の胸腺はフランス料理の絶品の１つです。料理界では、胸腺や膵臓《すいぞう》などを「シビレ」というそうですね。ここでＴリンパ球が作られるのです。

胸腺とは、その名の通り胸についている臓

器です。「腺」とは本来は、ホルモンという物質を分泌する臓器のことですが、胸腺は特にホルモンを分泌するわけではないと考えられています。むしろ、白血球のような免疫細胞が生成されるところです。

内分泌腺だと思っていたら、じつは違っていたというのはよくある話で、首や脚の付け根がゴリゴリするのは「リンパ節」が腫れているからですが、以前は「リンパ腺」と呼ばれていました。ここも白血球がたくさんいるところです。

一方、Ｂリンパ球のＢは、骨髄（bone marrow）のＢです。骨髄とは、骨の中にある血液を作る領域のことです。とはいえ、もともとの語源はニワトリのファブリキウス嚢《のう》（bursa fabricii）で見つかったので、Ｂリンパ球といわれたのですが、まあ、どちらでもいいです（個人的には）。

胸腺の中のＴリンパ球は分化してＣＤ４陽性Ｔリンパ球とＣＤ８陽性Ｔリンパ球になる、と申しました。ＣＤ４陽性Ｔリンパ球をヘルパーＴ細胞と呼びます。ああ、同じものに複数の名前をつけるのは止めてくれ。そんな怨嗟《えんさ》の声が聞こえてきそうです。が、そんな声はここでは無視して（笑）続けます。

ＣＤ８陽性Ｔリンパ球はキラーＴ細胞と呼びます。キラー（killer）、殺し屋Ｔ細胞ですね。

助けるヘルパーＴ細胞と、殺し屋キラーＴ細胞。どういうことでしょうか。

ヘルパーＴ細胞はＢ細胞を助けるのです。だから、「ヘルパー」なのです。Ｂ細胞は抗体を産生し、「液性免疫」を発動させます。これを活性化させるのがヘルパーＴ細胞というわけです。

キラーＴ細胞は、あとで細胞傷害性Ｔ細胞というものに転じます。英語では「cytotoxic T lymphocyte」というため、ＣＴＬと略されます。

細胞障害性Ｔ細胞は、自分の細胞を壊すのです。なぜそんなことをするかというと、例えばその細胞にウイルスが感染していたりするからです。あるいは、体内に存在しては困るがん細胞をやっつけたりもします。パーフォリンと呼ばれるタンパク質などを分泌して標的となる細胞を壊してしまいます。

この細胞傷害性Ｔ細胞の活性化にも寄与するのがヘルパーＴ細胞です。ヘルパーさんはＢ細胞も助けていて、まあ、なんでも助けちゃうんですね。

ヘルパーさんに助けられたキラーＴ細胞転じた細胞傷害性Ｔ細胞による細胞攻撃を、「細胞性免疫」と呼びます。ヘルパーさんに助けられたＢ細胞が作った抗体による攻撃は、「液性免疫」と呼びます。「液」というのは細胞の外の血液などで発動する免疫だからなのでしよう。細胞の外にいる、細菌などに発動します。

　だいぶややこしかったと思います（これでも、かなり割愛したのですけどね）。要するに、ワクチンは抗体などの「液性免疫」と、ヘルパーＴ細胞などの「細胞性免疫」の両方に作用して病原体から身を守らせているのです。

細胞性免疫と液性免疫――ワクチンの４つの予防効果との関係

　このままだと分かりづらいので、具体例を示しましょう。例えば、新型コロナワクチンで考えてみましょう。

　新型コロナウイルスのように、ウイルスはすべて、人間などの細胞の中でしか増殖できません。

　細胞の中に入ったウイルスを攻撃するのは細胞傷害性のあるＣＤ８陽性Ｔ細胞（細胞性免疫）などです。細胞の外にいるウイルスを直接攻撃するのは抗体（液性免疫）などです。

　抗体は、人間の体内にウイルスが入ってから、そのウイルスが細胞内で感染を成立する前に強く作用します。よって、「感染の予防」に特に役に立ちます。

　一方、感染が成立し、細胞の中に入ってしまったウイルスについては、ＣＤ８陽性Ｔ細胞のような細胞性免疫のほうが主となって作用します。だから、感染後の出来事、「重症化の予防」に特に役に立つと考えられます。

新型コロナワクチンは当初、感染の予防、発症の予防、重症化の予防、周りに感染させることの予防という４つの予防効果をすべて持っていました。ところが、ウイルスの表面抗原が変異株の出現で変化し、抗体がうまく作用しなくなってきました。

だから、「感染の予防」については効果が落ちてしまったのです。

また、ワクチンを接種してからしばらく時間が経つと、抗体の量がだんだん下がってきて効果が落ちてくるのも問題でした。追加の予防接種、「ブースター」が必要になったのはそのためです。

ところが、細胞性免疫のほうは、変異株に対しても、ある程度時間が経過しても効果は維持されていました。だから、「重症化の予防」の効果はそこそこ保たれ続けました。

変異株オミクロンになってから、感染者が激増したにもかかわらず重症化率が低かったのは、ウイルスの性質にもよりますが、ワクチンの効果が「重症化予防」のほうにウェイトがかかったためでもありました。

もっとも、感染者の数が増えすぎてしまったため、実際の死亡者数は過去最大になってし

資料12　新型コロナウイルス感染症による１日あたりの死亡者数（100万人あたり、2023年1月24日時点）

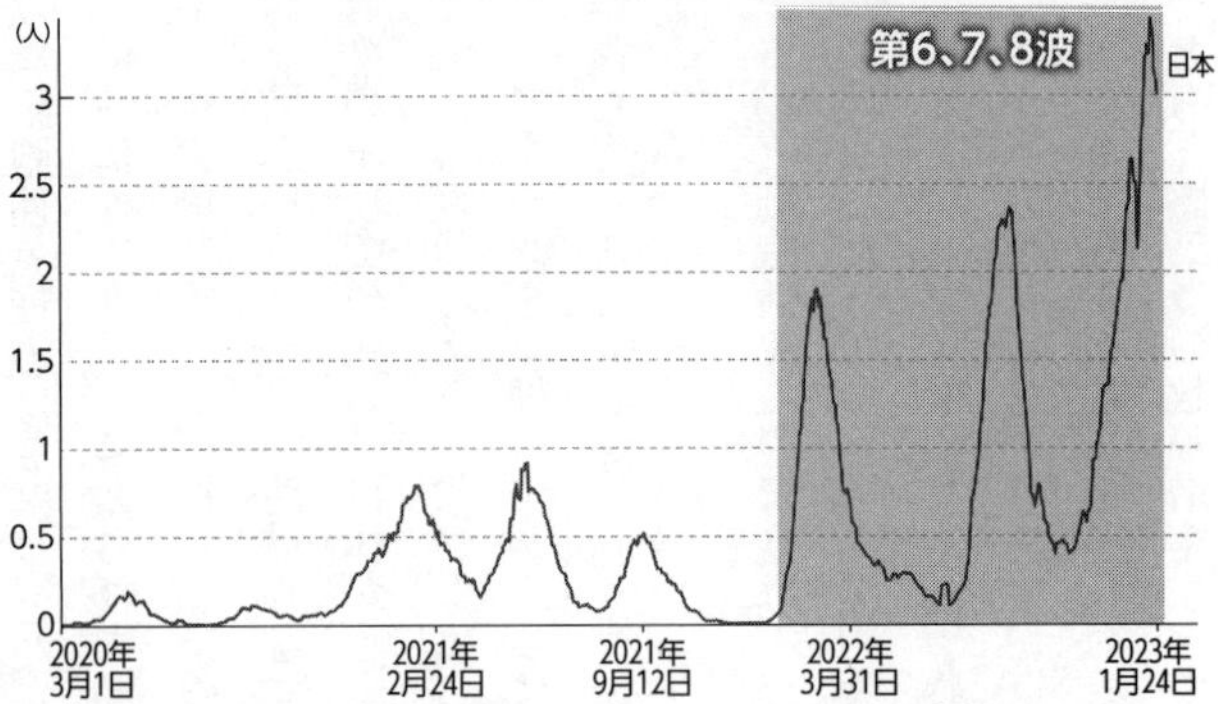

人口あたりのコロナ死亡者数。第6波、第7波、第8波で過去最多の死亡者が出ていることが分かります。

出所：Our World in Data

まったのですが。いわゆる第6波、第7波、第8波では、過去最大の新型コロナ死亡が発生してしまいましたが、これはひとえに「感染者の激増」が最大の原因です（資料12）。

分母（感染者）が大きすぎると、たとえ死亡率が低くても、分子（死亡者）は増えるのです。まあ、いまだにワクチンを全然接種していない方が重症化して入院、というケースも散見するのですけど。

（4）ワクチンの種類

生ワクチンと不活化ワクチン

ワクチンは古典的には、生ワクチンと不活化ワクチンに分けられます。

生ワクチンは「生きている」病原体の病原性を減らしたり、なくしたりしたワクチンです。不活化ワクチンは病原体を殺してワクチンにしたものです。

一般には生ワクチンのほうが、抗体産生能力が高く、長期間の免疫が得られます。

また、多糖体ワクチンというのがあります。これは病原体の表面にある多糖体をターゲットにしたワクチンです。代表例が、肺炎球菌ワクチンのニューモバックスです。肺炎球菌の表面には多糖体があるので、ここをターゲットにするのです。多糖体ワクチンは不活化ワクチンの一種といえましょう。

多糖体ワクチンは、他のワクチンに比べると免疫能があまり強くありません。そのため、後に結合型と呼ばれる新しい肺炎球菌ワクチンが開発されるに至りました。

筋肉内注射と皮下注射

不活化ワクチンの多くは筋肉内に注射をします。筋肉内には血管がたくさんあり、免疫細胞の樹状細胞もたくさんあるため、免疫が付きやすいからです。皮下注射だと効果が落ちやすくなります。

日本は不幸なことに、ワクチンの筋肉内注射をずっと（勘違いから）避けてきました。新型コロナウイルスワクチンの普及で、やっと正しい筋肉内注射が普及したのはよかったです。

なお、生ワクチンは接種後分裂して全身に回りますから、皮下注射でも筋肉内注射でも同様の効果を期待できます。が、基本的には皮下注射で投与することになっています。皮下のほうが免疫細胞が少ないため、「生」であるワクチンが局所で駆除されにくい、というロジックのようです。

同様に、ワクチンを静脈内に注射しないのは、血液内にある非特異的な免疫細胞に駆除されないため、だそうです。ロジックとしては「なるほどー」とは思います。が、本当かどうかは知りません。生ワクチンの麻疹《ましん》ワクチンは、皮下注射でも筋肉内注射でも効果は変わり

資料13　注射の注入部位の違い

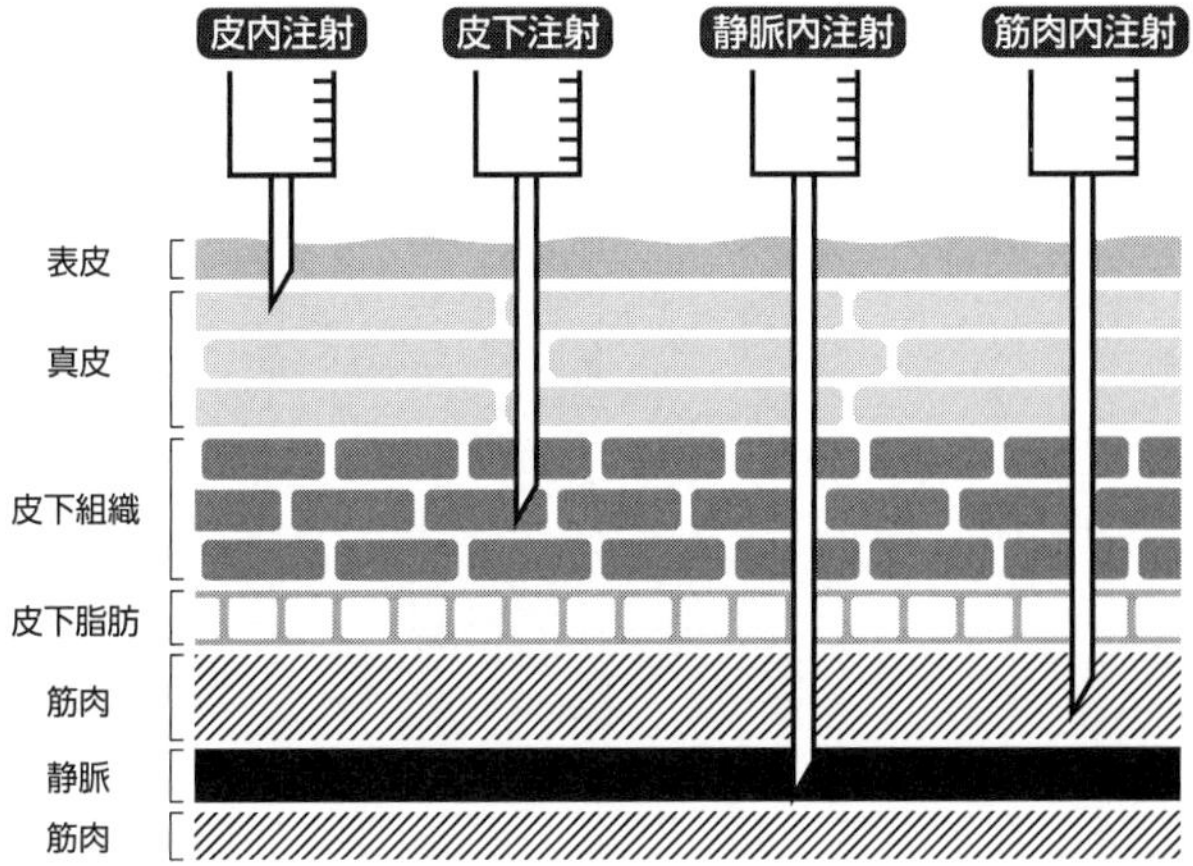

ませんでした（＊27）（＊28）（論文のタイトルは「皮内」となっていますが、実際は皮下注のようです）。

さて、筋肉内よりも「皮内（皮下、ではなく！）」に注射したほうがより効果が高い、という仮説があり、B型肝炎ワクチンやインフルエンザワクチンのような不活化ワクチンではこのような検証がなされています。理由はよく分かりませんが、皮内にある免疫細胞の活性化がその理由である、という仮説が提唱されています。最近では、天然痘ワクチンをサル痘対策に用いることがあり、この「皮内」注射が試みられています。

特に、B型肝炎ワクチンは筋肉内注射で抗体が上がらないこともあり、そのような場合の対応策として「皮内」注射は注目されています（＊29）（＊30）。

ただし、慢性腎疾患（ＣＫＤ）があって血液透析を受けている患者でのメタ分析では、長期のフォローアップで、皮内注射と筋肉内注射の違いは見られませんでした（＊31）。

皮内注射はそもそも、技術的にも難しいということもあり、その効果についてはまだ決着がついていません。

演繹《えんえき》法（普遍的ルールや法則に基づいて個別的なものごとに当てはめて結果を導き出すこと）による理論は、帰納法（複数の事実や事例から共通点を導き出し結論にたどり着くこと）による実証が必要ですが、案に相違して、効果が見られない、ということもままあるのです（だから、臨床試験が必要なのです）。

以下、筋肉内注射と皮下注射のどちらで投与するのがよいかについての、ＣＤＣ（アメリカ疾病予防管理センター）の見解を示しておきます（＊32）。

◆筋肉内注射で投与するワクチン（主なもの）

ＤＴａＰ（ジフテリア、破傷風、百日咳３種混合ワクチン）、ＤＴａＰ－ＩＰＶ（ジフテリア、破傷風、百日咳、不活化ポリオ４種混合ワクチン）、Ａ型肝炎、Ｂ型肝炎、Ｈｉ ｂ（インフルエンザ菌タイプｂ〔Haemophilus influenzae type b〕）、ＨＰＶ（ヒトパピローマウイルスワクチン）、ＩＰＶ（不活化ポリオワクチン）、ＭｅｎＡＣＷＹ（髄膜炎菌〔Ａ、Ｃ、Ｗ、Ｙ〕ワクチン）、ＭｅｎＢ（髄膜炎菌〔Ｂ〕ワクチン）、ＰＣＶ（肺炎球菌ワクチン〔プレベナー〕）、ＲＺＶ（遺伝子組み換え帯状疱疹ワクチン）、Ｔｄ（破傷風トキソイド）、Ｔｄａｐ（青少年用百日咳ワクチン）など。

◆皮下注射するワクチン（主なもの）

麻疹、水痘（水ぼうそう）、風疹、ムンプス（おたふく風邪）など。

◆筋肉内注射でも皮下注射でもよいワクチン

肺炎球菌ワクチン（ニューモバックス）、ＩＰＶ（不活化ポリオワクチン）など。

日本では、「ジフテリア、破傷風、百日咳、不活化ポリオ」の４種混合ワクチン（「テトラビック」など）は皮下注射用のワクチンとされています。しかし、医学的には筋肉内注射のほうが正しい接種法だと思います。インフルエンザワクチンも皮下注（皮下注射）ではなく筋注（筋肉内注射）のほうが妥当です。

このへんは日本の予防接種制度の遅れているところで、速やかな改善が望まれます。

ワクチンの分類について

日本で用いているB型肝炎ワクチン（ビームゲンなど）は、ウイルスの表面抗原をコードする遺伝子（DNA）を酵母（カビ）に組み込んで、その表面タンパクを作らせ、これをワクチンにしています。病原体の一部を使うので、「サブユニットワクチン」と呼ばれます。まあしかし、臨床現場では、こうしたワクチンは「生ワクチンじゃないワクチン」という意味で、「不活化ワクチン」と呼んでいたりします。本来の「不活化」とは、生きた病原体を殺して、病原性も失わせて作ったワクチン（inactivated vaccine）なので、不正確な呼称なのですが、まあ便利なので、こう呼んでいます。臨床現場ではこういう「符《ふ》丁《ちょう》」というか、現場で便利なコトバの使い方をよくします。

例えば「嫌気性菌」は、本来、微生物学の学術用語では「空気がなくても生きていける菌」の総称ですが、臨床現場で「嫌気性菌」といえば「空気があると死んでしまう菌」のことです。例えば、大腸菌は微生物学的には「嫌気性菌」に分類されますが、臨床医は大腸菌を嫌気性菌とはみなしません。

ま、なんですか。「ごはん」に、米を炊いたものという意味と、食事という意味があるのと同じです（たぶん）。とにかく言葉は、使って便利で間違えなければいいんです（まじで）。「ぼくは今日ごはんは食べてませんが、パンを食べました」などと言うクソ野郎にはなりたくないものです。

臨床医目線でいえば、ワクチンの作り方よりも、使い方のほうにより関心が高くなります。

免疫抑制者（疾患や治療などにより免疫反応が抑制されている人）や妊婦に使えないのは「生きている」ワクチン、生ワクチンです。それ以外のワクチンは、不活化ワクチンであれ、サブユニットワクチンであれ、ｍＲＮＡワクチンであれ、全部使い方はおおむね同じ。よって、昔から使い慣れたコトバである「不活化」ワクチンとしてくくってしまうのです。まあ、かっこよくいえば換喩《かんゆ》、「メトニミー」ってことですね（笑）。

ちなみに、ワクチンの「バイブル」的教科書『Plotkin』では、サブユニットワクチンは不活化ワクチンのセクションで解説されていました。やったー、権威筋からお墨付きもらったから、これでいいや。

生ワクチンは作るのが難しい

ま、しかしそれはそれとして。ここはお勉強ということで、「正式な」ワクチンの分類をまとめておきましょう。

生ワクチン（live vaccine）はその名の通り、「生きているワクチン」です。生きているウイルスや細菌を弱毒化しています。もとの病原体に近いので、免疫を高める効果が最も高いと考えられており、その免疫能は生涯維持されるとも考えられています。細胞性免疫、液性免疫ともに強く誘導します。

例としては、麻疹、ムンプス（おたふく風邪）、風疹、水痘（水ぼうそう）などの生ワクチンがあります。

しかし、「生きている」がゆえに、免疫抑制者だと病気を起こしてしまうこともあり、禁忌です。妊婦にも禁忌です。また、接種者から排泄されたウイルスを周囲に感染させてしまうことも論理的には可能です。典型的には天然痘ワクチンですね。

もっとも、後述のように最近の天然痘ワクチンには「増殖しない」タイプの生ワクチンもあり、こちらはワクチンで病気を起こしたり、他人に感染させることはありません。「生」ワクチンも進歩している、ということでしょうか。

いずれにしても、一般に、生ワクチンは作るのが難しいワクチンだといわれています。病原性を弱めなければならないのに、免疫はちゃんと惹起しなければならない。その「ほどよく」バランスのよいワクチンを作るのが難しいからです。

基本的に皮下注射で接種することが多いです。このことはすでに述べました。

不活化ワクチンとアジュバント

非生ワクチン（non-live vaccines）とも呼ばれているのが不活化ワクチン（inactivated vaccines）です。

ワクチン製造の過程で細菌などを不活性化、つまり殺して作られます。製造は一般に生ワクチンよりも容易だと考えられています。多くの場合、免疫の増強や維持のために複数回の接種が必要です。筋注が基本です（日本ではよく間違えていますが）。

不活化ワクチンは基本的に液性免疫を刺激し、抗体を作るのが主なのですが、アジュバント（後述）などを使うと細胞性免疫も活性化させます。この細胞性免疫の活性化は、複数回の接種で強固な免疫記憶を作ります。

アジュバントというのは、免疫原性（抗原が抗体の産生や細胞性免疫を誘導する性質）を高めるために加える添加物です。アルミニウム塩（塩化アルミニウムやリン酸アルミニウムなど）を使うことが多いのですが、これはアレルギー反応を惹起しやすい欠点がありました。そこで、これを克服するために、サブユニットワクチンなどではリポソーム（生体成分のリン脂質が多重層になった微小なカプセル）を使うこともあります。

なお、以前はアジュバントとして使われていたチメロサール（エチル水銀由来）は、安全面での懸念から、現在ではワクチンに使用しない傾向にあります（海外ではチメロサールは微量なら安全上問題ない、という見解も出ており、インフルエンザワクチンなどで使われています）。他にもスクワレン（不飽和脂肪酸の一種）などがアジュバントとして使用されています（＊33）。

他にも種類はいろいろある――大事なのは生か、生じゃないか

「トキソイド」というものもあります。「トキソイド（Toxoid）」の「oid」とは「のようなもの」という意味です。トキシン（toxin）とは「毒」のことですが、「毒のようなもの」であるトキソイドは、毒の成分に構造は似ていますが、毒性が抜かれています。体内で毒素を産生する細菌によって引き起こされる病気を予防するものです。ジフテリアや破傷風といっ

資料14　日本国内で販売されているアジュバント添加ワクチン

対象疾患	ワクチン名	アジュバント	製造販売
ジフテリア	成人用沈降ジフテリアトキソイド“ジフトキ「ビケンF」”	リン酸アルミニウム	阪大微研・田辺三菱
破傷風	沈降破傷風トキソイド「生研」	塩化アルミニウム	デンカ・田辺三菱
	沈降破傷風トキソイド“化血研”	塩化アルミニウム	化血研・アステラス
	沈降破傷風トキソイド「タケダ」	アルミニウム塩	武田
	沈降破傷風トキソイド“破トキ「ビケンF」”	水酸化アルミニウム	阪大微研・田辺三菱
	沈降破傷風トキソイド「S北研」	塩化アルミニウム	北里・第一三共
DT	沈降ジフテリア破傷風混合トキソイド「生研」	塩化アルミニウム	デンカ
	沈降ジフテリア破傷風混合トキソイド「タケダ」	アルミニウム塩	武田
	沈降ジフテリア破傷風混合トキソイド「北研」	塩化アルミニウム	北里・第一三共
	沈降ジフテリア破傷風混合トキソイド“化血研”	塩化アルミニウム	化血研・アステラス
	沈降ジフテリア破傷風混合トキソイド“DTビック”	リン酸アルミニウム	阪大微研・田辺三菱
DTP	沈降精製百日咳ジフテリア破傷風混合ワクチン	塩化アルミニウム	デンカ
	沈降精製百日咳ジフテリア破傷風混合ワクチン	塩化アルミニウム	化血研・アステラス
	沈降精製百日咳ジフテリア破傷風混合ワクチン「タケダ」	アルミニウム塩	武田
	沈降精製百日咳ジフテリア破傷風混合ワクチン“化血研シリンジ”	塩化アルミニウム	化血研・アステラス
	沈降精製百日咳ジフテリア破傷風混合ワクチン「S北研」	塩化アルミニウム	北里・第一三共
	沈降精製百日咳ジフテリア破傷風混合ワクチン“トリビック”	リン酸アルミニウム	阪大微研・田辺三菱
B型肝炎	ビームゲン	水酸化アルミニウム	化血研・アステラス
	ヘプタバックス-Ⅱ	硫酸アルミニウム	萬有
HPV	サーバリックス	AS04　水酸化アルミニウム+MPL	GSK
肺炎球菌	プレベナー水性懸濁皮下注	リン酸アルミニウム	ファイザー・武田
インフルエンザ	乳濁細胞培養A型インフルエンザHAワクチン（H1N1株）	MF59（スクワレンを含む）	ノバルティス
	アレパンリックス（H1N1）筋注	AS03（スクワレンを含む）	GSK

出所：石井健氏（大阪大学免疫学フロンティア研究センター ワクチン学招へい教授）の発表スライド（「アジュバント開発研究とその審査行政の現状と未来」ワクチンフォーラム2010）より
https://www.nibiohn.go.jp/nibio/SuperTokku/vaccine/forum/2010/index2010.html

た、毒を作る細菌感染に対し、「トキソイド」を注射して、毒を「中和」するのです。

また、B型肝炎ワクチンの例でご説明した「サブユニットワクチン」というものもありますね。微生物全体ではなく、ウイルスや細菌の一部分、つまりサブユニットのみを含むワクチンです。これらのワクチンには、細菌を構成する他のすべての分子ではなく、必須の抗原だけが含まれているため、副作用が少ないのが利点です。

「結合型ワクチン（conjugate vaccines）」は、肺炎球菌のような莢膜《きょうまく》を持つ細菌に用いられます。肺炎球菌は莢膜多糖体と呼ばれる外側の膜を持っています。この成分を注射して抗体を作らせれば、抗体は肺炎球菌を攻撃します。結合型ワクチンはこの莢膜多糖体という抗原にタンパク質をくっつけています（結合）。これにより、細胞性免疫が強力に惹起され、より強いワクチンになるのです。

多糖体のみのワクチン、例えば「ニューモバックス」と呼ばれる肺炎球菌ワクチンは、液性免疫しか刺激しないのですが、結合型ワクチンでは、タンパク質の存在のために細胞性免疫も活性化させます。これにより結合型肺炎球菌ワクチン（商品名では「プレベナー」や「バクニュバンス」といいます）は、「ニューモバックス」よりもはるかに強力な免疫を誘導し、小児の肺炎球菌感染症の激減に貢献しています。

ま、というか、そもそも多糖体だけでは2歳未満の小児では免疫を誘導できないのです。単純な構造の連続である多糖体は、免疫システムが反応しにくい物質のために、免疫システムの未熟な乳幼児では抗体が獲得できないからです。肺炎球菌の重症感染がリスクになるのは小児と高齢者ですから、小児を守ることのできる結合型ワクチンの開発は、じつに福音でした。

肺炎球菌だけでなく、インフルエンザ菌（インフルエンザウイルスとは別物です）や髄膜炎菌といった、莢膜を持つ細菌感染の予防接種は、結合型にすることで小児への活用が可能になったのでした。小児の重症感染症は本当に激減しました。ありがたや。

でも、こうして作り方から考えると、結合型ワクチンは、一種の「サブユニットワクチン」と呼ぶこともできますね。分類って難しー。

mRNAワクチンのような遺伝子を用いたワクチンもあります。これは新型コロナのワクチンのところで詳しく説明しますが、ターゲットとなる抗原をコードする遺伝子そのものを注射するのです。だから、原理的にはこれも一種の「サブユニットワクチン」ですね（普通は、そうは呼びませんが）。そして臨床屋はこれを一種の「不活化ワクチン（臨床目線で）」と考えるわけです。

遺伝子を使ったワクチンの中には、病原性のないウイルスに遺伝子を入れて接種するタイプの「ウイルスベクターワクチン」もあります。これも一種のサブユニットワクチンと呼べるでしょう。新型コロナワクチンの一種はこのウイルスベクターワクチンです。

他にもいくつか、ワクチンのタイプがあるのですが、まあこれくらい理解しておけば十分だと思います。

大事なのは、生か、生じゃないか、です。

同時接種と接種間隔の新しい考え方

厚生労働省は２０２２年、新型コロナワクチンとインフルエンザワクチンの同時接種ができることを表明しました。一歩前進です。

しかし、他のワクチンとの同時接種は「できません」と答えています。一歩後退です。プラマイゼロかー。そして我が家の近所の小児科の先生は、新型コロナとインフルエンザのワクチン、同時接種してくれませんでした。余計な通院、めんどくせー。1回で終わらせてくれー(＊34)。

同時接種にまったく問題がないわけではありません。例えば、新型コロナとインフルの同

資料15　令和2（2020）年10月1日からの「異なる種類のワクチンを接種する際の接種間隔のルール」

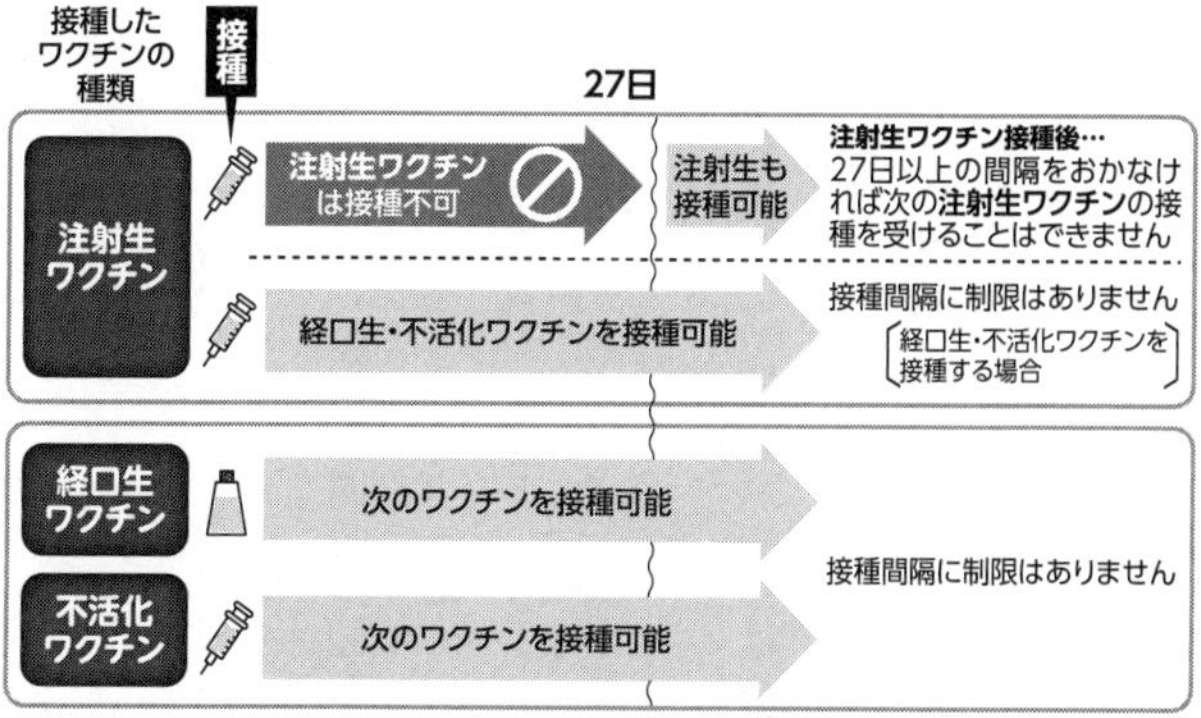

出所：「ワクチンの接種間隔の規定変更に関するお知らせ」厚生労働省HP
https://www.mhlw.go.jp/stf/seisakunitsuite/bunya/kenkou_iryou/kenkou/kekkaku-kansenshou03/rota_index_00003.html

時接種では熱は出やすくなるかもしれない、と報告されています。留意事項です（＊35）。

米国では、新型コロナのワクチンと他のワクチンの同時接種や近い接種は構わない、と見解を表明しています。例外があって、M痘（サル痘）のワクチン接種後は、心筋炎のリスクへの懸念から、新型コロナワクチンの接種まで4週間空けることを推奨しています（＊36）。

とはいえ基本的には、予防接種の同時接種は原則OKです。

日本では長い間、同時接種が事実上やりにくい状況が続いていましたが、ようやく最近、国も同時接種を許容するようになりました。「後進国」も前進はしているのです。まあ、他の国はもっと進歩が早いので、周回遅れっぷりはさらにひどくなっているのですが。

日本小児科学会は、生ワクチンと生ワクチン、不活化ワクチンと不活化ワクチン、そして生ワクチンと不活化ワクチンの同時接種について、安全性に問題はなく、ワクチンの効果が落ちることもなく、通院や予防接種スケジュールを簡便にすることから、積極的に推進しています。４種類、５種類の同時接種も可能です（＊37）。

ただし、例外があって、１つ目は、先に挙げた新型コロナワクチンとＭ痘のワクチン、もう１つは肺炎球菌のワクチン（プレベナーなど）と髄膜炎菌のワクチン（メナクトラ）の同時接種です。これだけは、効果が減弱する懸念から、同時接種を避けたほうがよいと考えられています。

同時接種をせず、接種間隔を空ける場合にも、制度の前進がありました。生ワクチンと生ワクチンの間隔は４週間は空けなければなりませんが（同時接種をしない場合は、です）、生ワクチンと不活化ワクチン、不活化ワクチンと不活化ワクチンの場合は、間隔を気にする必要はありません。ここは世界基準に少しだけ近づきました。

（5）新型コロナワクチン、最新情報

mRNAワクチンとは

皆さんは、新型コロナのワクチンについてたくさんの情報をもうお持ちかと思います。この３年間、テレビでも新聞でもＳＮＳでもこの話題で持ちきりでしたものね。

でも、たくさん情報がありすぎて、かえってこんがらがったりしていませんか。ここで、情報を整理しておきましょう。

日本感染症学会がＣＯＶＩＤ－19ワクチンに関する提言というのを出しています。最新版は２０２３年６月16日に発表された「第７版」です。これを参考にしながら、解説していきましょう（＊38）。

日本で使用されている新型コロナのワクチンは、大きく分けると5種類になります。

この中で、最も堅牢なエビデンスがあり、推奨されるのがメッセンジャーＲＮＡ（ｍＲＮ

資料16　わが国で承認されているCOVID-19ワクチン（販売予定を含む）

製剤名	製薬会社	種類	用法	用量	対象者
コミナティ筋注®	ファイザー	mRNA	初回免疫 (3週間隔で2回)	30μg 0.3mL	12歳以上
			3回目(2回目の接種から少なくとも5か月経過した後)	30μg 0.3mL	12歳以上
			4回目(3回目の接種から少なくとも5か月経過した後)	30μg 0.3mL	60歳以上 18歳以上60歳未満で基礎疾患を有する方[*1] 医療従事者と高齢者施設等の従事者
コミナティRTU筋注®	ファイザー	mRNA	3回目以降の追加免疫(最終接種から少なくとも3か月経過した後)	起源株 15μg +BA.1または BA.4-5 15μg 0.3 mL	12歳以上の 初回免疫終了者
コミナティ筋注5〜11歳用®	ファイザー	mRNA	初回免疫(3週間隔で2回) 3回目(2回目の接種から少なくとも5か月経過した後)	10μg 0.2mL	5〜11歳
コミナティ筋注5〜11歳用2価®	ファイザー	mRNA	追加免疫(3回目以降)	起源株 5μg +BA.4-5 5μg 0.2mL	5〜11歳
コミナティ筋注6カ月〜4歳用®	ファイザー	mRNA	初回免疫(3回、3週間隔2回、3回目は2回目から少なくとも8週間経過後)	3μg 0.2mL	6か月〜4歳
スパイクバックス™筋注	モデルナ	mRNA	初回免疫(3週間隔で2回)	100μg 0.5mL	12歳以上
			3回目(2回目の接種から少なくとも5か月経過した後)	50μg 0.25mL	18歳以上
			4回目(3回目の接種から少なくとも5か月経過した後)	50μg 0.25mL	60歳以上 18歳以上60歳未満で基礎疾患を有する方[*1] 医療従事者と高齢者施設等の従事者
スパイクバックス™筋注(2価)	モデルナ	mRNA	3〜5回目の追加免疫(最終接種から少なくとも3か月経過した後)	起源株25μg +BA.1または BA.4-5 25μg 0.5mL	12歳以上
バキスゼブリア™筋注	アストラゼネカ	ウイルスベクター	4〜12週間隔で2回(8週以上の間隔をおいて接種することが望ましい)	5×10^{10} ウイルス粒子量 0.5mL	18歳以上(原則として40歳以上) 接種終了 (2022/9/30)
ヌバキソビッド®筋注	ノババックス／武田	組換えタンパク質	初回免疫(3週間隔で2回)	5μg[*2] 0.5mL	12歳以上
			3回目以降の追加免疫(前回接種から少なくとも6か月経過した後)	5μg[*2] 0.5mL	12歳以上
ジェコビデン®筋注	ヤンセンファーマ	ウイルスベクター	1回接種 2か月間隔で追加接種も可	5×10^{10} ウイルス粒子量 0.5mL	18歳以上 公的接種の対象にはならない見込み(任意接種) 未発売 (2022/12/26時点)

*1：その他重症化リスクが高いと医師が認める者も含む　*2：アジュバントとしてMatrix-Mを50μgを添加

出典：日本感染症学会「COVID-19ワクチンに関する提言（第7版）」（2023年6月16日）
https://www.kansensho.or.jp/modules/guidelines/index.php?content_id=43

A）ワクチンで、ファイザーとモデルナから出されています。それぞれ、商品名は「コミナティ」と「スパイクバックス」といいますが、なぜか新型コロナワクチンは「ファイザー」「モデルナ」とメーカー名で呼ばれることが多いですね。なぜなんやろ。

RNAはリボ核酸のことです。核酸は大きく分けて、デオキシリボ核酸（DNA）とリボ核酸（RNA）の2種類に分けられます。どちらも「遺伝子」を構成します。核酸が遺伝子の構成要素ってことです。

人間の遺伝子はDNAからできています。「核酸」というだけあって、細胞の核の中に存在します。

DNAは転写されてそのコピーたるRNAが作られます。これがアミノ酸配列の設計図になり、配列されたアミノ酸はタンパク質を作ります。DNAという「設計図」からタンパク質という「品物」を作るための橋渡しをするのがRNAです。このRNAを「メッセンジャーRNA」と呼ぶのです。メッセージを渡す役割を担っているからですね。

ちなみに、RNAにはメッセンジャーRNA（mRNA）以外にも、リボソームRNA（rRNA）やトランスファーRNA（tRNA）というのがあって、それぞれ異なる仕事をしています。このへんは高校生物学のレベルの話です。

先ほど申しましたように、ｍＲＮＡという核酸からタンパク質が作られます。で、このｍＲＮＡそのものを注射するのがｍＲＮＡワクチンなのです。

通常の不活化ワクチンの場合、ターゲットとする微生物の一部（これを抗原といいます）そのものを注射します。

ｍＲＮＡワクチンは、この不活化ワクチンをひとひねりさせたワクチンで、ｍＲＮＡを注射→細胞の中にｍＲＮＡが入る→そこでタンパク質（抗原）を作る、という複数の工程が加わります。その後やっていることは不活化ワクチンと同じです。

ちなみにｍＲＮＡ自体は非常に不安定な物質で、ｍＲＮＡ分解酵素で簡単に破壊されてしまいます。ｍＲＮＡワクチンが人の遺伝子に組み込まれて人体を変化させてしまい……みたいな話は完全にガセでして、このワクチンが体内に蓄積されたり、人体の遺伝子を変化させたりは、できっこないのです。

このことを、ＨＩＶ感染、エイズの診療に携わってきたぼくら感染症のプロはよく知っています。ＨＩＶはＲＮＡを持つウイルスですが、人間の細胞の中に入ると「逆転写酵素」というタンパク質を使ってＤＮＡという別の遺伝子を作ります。これが「インテグラーゼ」という別の酵素を使って細胞の「核」の中に入り、そしてここで人の遺伝子に組み込まれるの

資料17　HIV増殖のメカニズム

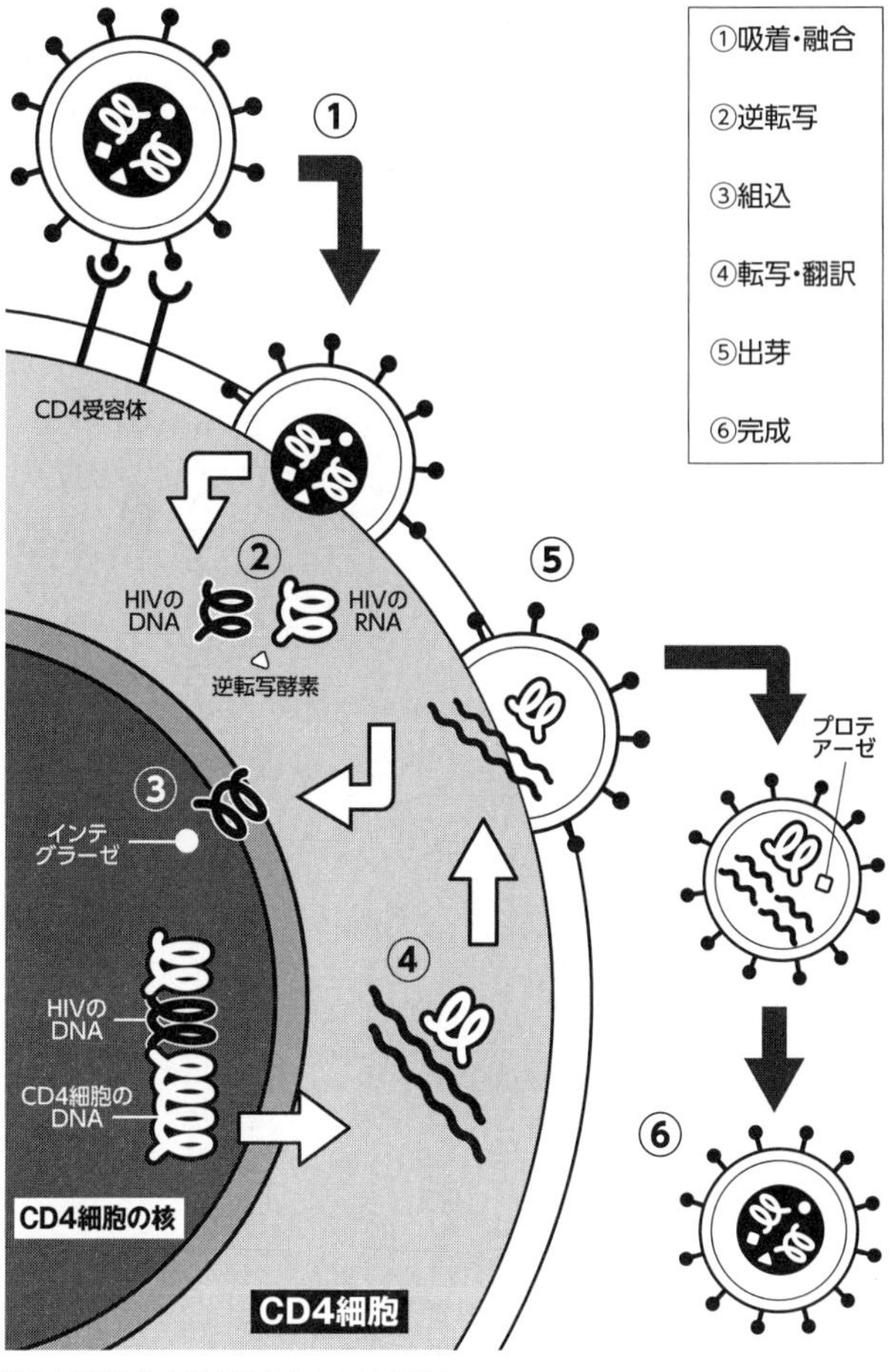

出所：塚田訓久「HIV増殖のメカニズムを知る」
（JaNP+ウェブサイト：https://www.janpplus.jp/topic/435）の図を元に作成

です（資料17、75頁）。

このような複雑な過程を経て感染するＨＩＶを人間の体から取り除くのは非常に困難で（ほぼ不可能で）、ぼくらはＨＩＶ感染、エイズとの戦いにいつも難渋してきたのでした。

というわけで、細胞の中にｍＲＮＡを入れるというシンプルな仕組みだけでは、人間の遺伝子は変わったりはしないのです。そのことは、複雑なＨＩＶの細胞内での振る舞いを理解すれば明らかです。

新型コロナウイルス対策といっても、これまでの長い長い感染症対策の知見の延長線上にしかありません。ぼくらは何十年も感染症、ウイルス、ワクチンなどと取っ組み合ってきて、その知識を総動員して現在の感染対策を作っています。付け焼き刃で表面的な知識をサラサラッと勉強して専門家を「論破」した、と喜んでいるインフルエンサーたちがいるそうですが、話はそう簡単ではありません。

ｍＲＮＡワクチンのメリット

さて、そんな壊れやすいｍＲＮＡを人体の細胞に取り込ませるのはとても難しかったので、ｍＲＮＡワクチンの実用化は遅々として進みませんでした。しかし、ｍＲＮＡを脂質ナノ粒子で包み込むことでこれが可能になり、ようやく新型コロナウイルス感染対策に間に合い、その実用化に成功したのでした。テクノロジーの勝利です。

では、なぜこんな面倒くさいｍＲＮＡワクチンを作ろう、というアイデアが出てきたのかといえば、ｍＲＮＡは作成にかかる時間が圧倒的に短くて済むのです。

ですから、歴史上存在しなかった新型のコロナウイルス感染症が出現した時も、他のどのワクチンよりも早くｍＲＮＡワクチンは実用化がなされました。また、変異株が出現した時も、素早く変異株対応ワクチンが作成されました。世界的なパンデミックの勃発を考える時、この「スピード」は大きな武器になります。

ｍＲＮＡワクチンの取り柄は「スピード」だけではありません。じつは安全面でも、従来の「不活化」ワクチンを上回っているのです。

古典的な不活化ワクチンは、微生物を無毒化するといった非常に困難な工程を何度も何度も繰り返しました。これがワクチンの安全性に懸念を生じさせました。しかし、ｍＲＮＡワクチンにはこのようなプロセスは必要ありません。古典的な不活化ワクチンよりも、ｍＲＮＡワクチンのほうがより安全に作れる可能性が高いのです。

さらに、ｍＲＮＡワクチンは、効果においても従来のワクチンよりも高いことが示唆されています。これは、細胞内で作られたタンパク質の3次元構造のほうが、外から注射された抗原よりも、より免疫を惹起する能力が高いからです。

では、なぜこれまでｍＲＮＡワクチンが実用化されてこなかったかといえば、ＲＮＡの配列を操作する技術が足りなかったのと、ＲＮＡを安定させたままで安全に体内に入れる技術が足りなかったためでした。脂質ナノ粒子、偉かったですね。

自然免疫と獲得免疫

またｍＲＮＡワクチンは、特定の微生物に対する免疫（獲得免疫といいます）だけでなく、すべての微生物に対する弱い免疫も刺激することが分かっています。これを「生まれつきの免疫（innate immunity）」といいます。日本ではなぜか「自然免疫」という間違った訳語を用いているために、いろいろ誤解を生んでいます。あるいは、名前を悪用されています。自然免疫っていうと、なんか、人造じゃないというか、ナチュラル、オーガニック、地球に優しい、環境フレンドリー、といったイメージが醸し出されるじゃないですか。

関係ないんです。生まれつきある、弱い、でも汎用性の高い免疫が「innate immunity」で、特定の病原体への曝露《ばくろ》であとから（生まれつきではなく）強められるのが「獲得免疫

(acquired immunity)」です。ワクチンは後者の獲得免疫をもたらします。

だから、獲得免疫（acquired immunity）と「innate immunity」とでどっちが強くて、どっちが重要かといえば、これは圧倒的に獲得免疫のほうが強くて重要です。

でも、いわゆる反ワクチンの人の一部は、こういう「自然免疫」という言葉のイメージを悪用して、「ワクチンを打たなくても、自然免疫があるから大丈夫」「ワクチンの人工的な免疫じゃなく、ナチュラルで優しい（?）自然免疫」といった、ワクチンに対する対抗概念としての自然免疫、みたいなストーリーを作りがちです。

まあ、実際には前述の通り、ｍＲＮＡワクチンは「innate immunity」も強くするんですけれど（＊39）。

「自然免疫」、マジで改称してほしいわあ。

ワクチンのリスクと、感染のリスク

さて、では新型コロナウイルスに対するｍＲＮＡワクチンはどのようなものだったでしょうか。

これはウイルスの表面にあるスパイクタンパク質（ＳＰ）をコードする遺伝子からなるｍ

ＲＮＡワクチンです。肩など筋肉内に注射すると、そこにある人間の筋肉細胞や樹状細胞（免疫細胞の1つです）内でスパイクタンパク質が作られ、これが細胞の外に出てきます。

このスパイクタンパク質を察知した免疫細胞たちが、新型コロナウイルスのスパイクタンパク質に対する強い免疫（獲得免疫）を作ります。

作られた中和抗体は、ＳＡＲＳ－ＣｏＶ－２が人間細胞のＡＣＥ２（ウイルスがくっつく場所）に結合する前にこれをブロックし、感染を予防します。

また、たとえ細胞内に感染しても、今度は細胞性免疫が発動して、感染細胞そのものを破壊し、重症化を防ぐというわけです。

そうそう、「ｍＲＮＡワクチンは危険だ」という意見の根拠として、細胞表面にスパイクタンパク質という抗原が発現されるため、その細胞が自分の免疫細胞にアタックされてしまう危険がある、というものがあります。

確かに、細胞表面のスパイクタンパク質をターゲットに細胞性免疫は発動しますから、「自分の細胞」がいくらかは破壊されるかもしれません。しかし、そうした細胞は全身の細胞のごく一部に過ぎないので、ほとんどの場合は人体には大きな影響はもたらしません。

それに、先ほど述べたように、自分の細胞がアタックされてしまうのは、新型コロナウイルス感染「そのもの」でも同じことです。ですから、「自分の細胞が破壊されて」というミクロな現象の有無で、ワクチンが安全だとか危険だとか言うならば、ウイルス感染も同様の理由でリスクがあると判断すべきです。

大事なのは細胞が壊れるか否か、という「ゼロか1か」のデジタルな発想ではありません。「どのくらいの破壊があるか」という「程度」の問題です。

確かに、新型コロナワクチンで重篤な副作用が起きることはあります。特に問題なのは心筋炎で、自分の心臓の細胞を自分の免疫細胞がアタックしてしまうのです。ぼくもそうした患者さんを見たことがあります。

が、心筋炎を起こすリスクは、新型コロナの感染自体にも存在します。そしてその頻度はワクチンの副作用がもたらすそれよりも、はるかに大きなものなのです（後述）。

よって、リスクはあるか、ないかというデジタルな評価ではなく、「どのくらいあるか」というアナログというか、定量的な評価が必要です。

全体的にはワクチンのリスクは「ある」のですが、感染のリスクのほうがずっと大きいです（少なくとも多くの人にとっては）。

ｍＲＮＡワクチンの効果

時に、ウイルスが侵入するのは鼻や喉の粘膜からですが、ここにある抗体をＩｇＡといいます。「アイジーエー」と読みます。

昔は「注射のワクチンは、血液の中の抗体、ＩｇＧ（アイジージー）は作るけれど、ＩｇＡは作らない」なんていう意見もあり、これが「インフルエンザワクチンは効かない」という主張の根拠になったりしました。

現在ではこれは間違いだと分かっています。注射のワクチンもちゃんとＩｇＡを作り、感染をブロックします。注射のインフルエンザワクチンは「効く」のです。

さて、新型コロナワクチンの「ファイザー」と「モデルナ」を比較すると、モデルナのほうがｍＲＮＡの量が多いです。ですから、より多くの中和抗体が作られます。

そうすると、ではモデルナのワクチンのほうがよけいに効くの？　という話になりそうですが、過ぎたるは猶《なお》及ばざるが如し。モデルナのほうが肩が赤くなったり、腫れたりする副作用がより起きやすいことも分かっています。「モデルナ・アーム」なんて呼ばれたりします。

よく、書籍やＳＮＳで「免疫力アップ」というパワー・ワードが使われているのを見かけますが、免疫力は「アップ」すればよいというわけではありません。上がればそれだけ免疫反応が強くなり、逆に病気にかかりやすくなります。免疫力は「バランス」が大事なのです。まあ、たいていのものごとはバランスが大事なのですが。

ちなみに、「免疫力」をアップする最大のものはワクチンです。特定の病原体に対する免疫力を高めてくれます。ちまたに溢《あふ》れている「免疫力アップ」な食品やサプリメントなどは、これに比べればほとんど微々たる作用しかありません。あるいは、全然、ありません。

さて、ｍＲＮＡワクチンの効果はどうだったでしょう。中国・武漢で見つかった、野生株のウイルスに対しては、ファイザーもモデルナもとても効果が高くて、有効率はだいたい95％でした。

で、この「95％ってなんなん？」って話ですよね。ここで、有効率の計算方法を確認しておきましょう。

実際のデータで見てみましょう。臨床試験では、ワクチンを接種したグループと、接種していないグループで比較します。接種群と非接種群の2つのグループに分けられます。

接種群の中には、新型コロナになった人と、ならなかった人がいます。さらに2つに分けられますね。非接種群にも、新型コロナになった人と、ならなかった人がいます。これも2つに分けられます。

というわけで、合計4つのグループができます。

	コロナになった	なってへん
ワクチン打った		
打ってない		

これを2×2表といいます。ニカケルニヒョウ、と読みます。なんで関西弁なの？　はお気になさらず。書いている時のノリで決めています。

実際のデータを入力してみましょう。元論文は、（＊40）です。

	コロナになった	なってへん
ワクチン打った	8	18190
打ってない	162	18163

です。ぱっと見て、ワクチンを打っていないほうがたくさんコロナになっていることが分かります。

で、コロナになった／被験者全体、の割り算をします。

８／（８＋１８１９０）＝０・０００４４＝０・０４４％

１６２／（１６２＋１８１６３）＝０・００８９＝０・８９％

ここまではいいですか。しんどかったら、もう一度見直してくださって構いません。

で、両者の割合を見ます。

０・０４４％／０・８９％＝０・０４９＝４・９％

で、これがワクチンによって減ったコロナなので、どのくらい減ったかは、

100－4・9％＝95・1％

で、有効率95％となります。割合をさらに割り算しているので、慣れてないと「はあ〜?」となりますよね。

のちに、英国で見つかった変異株「アルファ株」でも、おおむねワクチンの効果は変わりませんでした。また、さらに出現した「デルタ株」でも、ファイザーのワクチンの効果は88％で、若干下がったとはいえ、「それでも十分に効果あり」といえるものでした（＊41）。

ところが、さらなる変異株「オミクロン株」では、ワクチンの効果が落ちています。例えば、オミクロンのBA・2に対しては、2回のワクチン接種ではほとんど効果が見られませんでした。が、3回目のブースターを打つと、ワクチンの効果は41・4％まで上昇しました。ブースターが重要だ、といわれるようになった所以《ゆえん》です（＊42）。

しかし、オミクロンのさらなる変異株、BA・4やBA・5については、さらにワクチンの効果は減弱します。よって、mRNAワクチンをBA・4、BA・5に合わせた「変異株対応」のワクチンが導入されました。

大事なのは重症化・死亡を防ぐこと

と、その前に。

ここまでは、「コロナ感染を防ぐかどうか」という観点から「有効性」を吟味しました。厳密には「症状のあるコロナ感染を防ぐかどうか」という論文を検証してきたのですが……。しかし、もっと大事なのは「重症化を防ぐかどうか」です。これを吟味する場合は、例えば「入院するかしないか」「死ぬか死なないか」という、より重要なテーマで研究がなされます。

イスラエルで行なわれた巨大な観察研究だと、ファイザーのmRNAワクチンはコロナによる入院を97・2%減らしました。また、重症（集中治療室での治療を必要とするなど）例は97・5%、死亡は96・8%減らしました。mRNAワクチンは、コロナでの重症患者や死亡を劇的に減らしたのです（＊43）。

僕らは２０２０年12月から２０２１年3月にかけて、野生株とアルファ株の重症度を神戸市の患者で比較しました。アルファ株のほうが死亡率は高い傾向にあって、12%、野生株では8%でした。

両者の違いはここでは重要ではありません（統計的にも有意差はありませんでしたし）。大事なのは「1割近くの死亡率」があったという事実です。

この時期は、患者さんには新型コロナワクチンはまだ提供されていませんでした。そして、コロナになったら全員入院できていた（しなければならなかった）時代でした。爆発的に患者が増えて、自宅やホテルで療養……などとなったのは、もっとあとの話です。

で、当時は1割くらいの患者さんが死亡していたのですね。ワクチンのなかった時代のコロナは本当に恐ろしかったのです。

こういうのはすぐに皆忘れちゃうので、ちゃんと論文にしてデータを残しておくのが大事なのです。もちろん、コロナは「風邪」なんかじゃなかったのです（＊44）。

さて、ワクチンは他人への感染も減らします。オランダの研究では、家庭内での濃厚接触者で、ワクチン接種者と非接種者では、感染は71％減りました。3割くらいの感染が、1割くらいの感染に減ったことになります（＊45）。

効果を知るには「比較すること」が必要

さて、ここまでお読みになった鋭い読者の皆さんはお気づきになったかもしれません。

ワクチンの効果を吟味する場合は「比較」が必要なのです。

ワクチンを打った群と打たなかった群を比べて、どちらが×××だったか。その×××が感染でも、発症でも、重症化でも、死亡でも、他人への感染でも構いません。とにかく効果を調べるには「比較」が必須なのです。

よく「ワクチンを打ったのにコロナになった」あるいは「ワクチンを打っていないのにコロナになってない」といった個人的なエピソードを根拠に、コロナのワクチンは意味がない、と主張する人がいますが、これは根拠の立て方が間違っています。なぜなら、「比較」が存在しないからです。

これまでのデータを見ても分かるように、ワクチンを打ったからといって、リスクがゼロになるわけではありません。一定数の方はワクチンを打っても感染し、発症し、重症化し、場合によっては死亡します。

が、ワクチンを打っていない人と比べると、感染のリスク、発症のリスク、重症化のリスク、死亡のリスクなどは軒並み減っているのです。リスクをゼロにするのではなく、リスクを「減らす」のが目標なのです。

「減らす」というからには、「なにと比べて減っているか」という基準がなければなりません。それが「ワクチンを打っていない群」です。比較は必須なのです。

同様に、「新型コロナワクチンをこんなに打っているのに、第△波がやってきた。だからワクチンは意味がない」といった意見を言う人がいます。これも素人の短見です。その波は、ワクチンを打ったおかげで小さく抑えられているのか、それともそうではないのかは、ワクチンを打っていない群との比較でしか、検証できません。

このように考えると、皆さんがラージメディアやソーシャルメディアで目にするあれやこれやの「主張」の根拠も、それなりに妥当性を持って吟味できます。「比較があるか、ないか」。比較がなければ、その情報の妥当性は低いものかもしれません。

ブースター接種の効果

さて、新型コロナワクチンの効果は時間とともに減衰していきます。特に中和抗体価は下がってくるので、感染予防、発症予防が難しくなってきます。

そこで、中和抗体価を上げるべく、追加の「ブースター」が提供されるようになりました。ブースターにより中和抗体価は上がります。では、ブースターの効果はどうだったでしょう。

米国での後ろ向き研究（現在から過去に向かって観察する研究）によると、デルタ株が主流だった時期に、２回目のワクチン接種から１８０日以上経過した場合のワクチンの効果は（ワクチン未接種群に比べて）81％、３回目接種後の場合だと94％でした。

オミクロン株が主流だった時期に、２回目のワクチン接種から１８０日以上経過した場合のワクチンの効果は38％、対して３回目のブースター接種後の場合は82％でした。

入院に関しても、デルタ株流行時は２回で81％、３回で94％でした。オミクロン株の場合はそれぞれ57％と90％でした。デルタ株の時よりもオミクロン株のワクチン効果は減じていますが、それでも３回の接種ではワクチン未接種群に比べて効果が高いことを示しています。もっとも、３回目の接種も、時間とともに効果は減衰していきますから、一定の間隔で予防接種のブースターが望ましいことも、ここでは推測できます（＊46）。

タイで行なわれた３回目、４回目のブースターの吟味は、やはり、デルタ株やオミクロン株が流行している時期のものです。これは「test-negative case control study」といって、病院受診のある患者を対象とすることでワクチンの効果を吟味するのによく用いられている方法です。病院を受診してコロナの感染があったものをケース、コロナ感染がなかったものをコントロールとして、両者のワクチン接種状態を比較します（若干、特徴のある比較の仕方です）。

この研究方法、「test-negative case control study」は、インフルエンザワクチンの効果の吟味などにもよく用いられています。詳しく方法を知りたい方は、拙著『ワクチンは怖くない』をご参照ください。

さて、ブースターは新型コロナの感染を減らすのか。

3回目のブースターの効果は、デルタ株に対しては97%と非常に高かったのですが、オミクロン株に対しては31%とよくありませんでした。しかし、4回目のブースター後は75%にまで上がりました(*47)。

オミクロン株流行時の4回目のブースターの効果を吟味した研究もあります。これはイスラエルの巨大なデータベースを用いた研究で、4回目の接種群とそうでない群を比較しました。感染防止の有効性は45%、症状のある感染防止効果は55%、入院は68%、重症化は62%、死亡は74%でした。より重要なアウトカムに対して大きな効果が期待できるのが新型コロナワクチンの特徴です(*48)。

新しい変異株に対応したワクチンの効果

しかし、ブースターはそこそこ効果があるとはいえ、オミクロン株に対する従来のワクチンの感染予防効果は落ちているのは事実です。そこで、BA・1にも対応できる2価のワクチンが新たに開発されました。

２価というのは、２種類の新型コロナワクチン、武漢由来の野生株と、ＢＡ・１の２種類のワクチンが入っている、ということです。

さらにＢＡ・４とＢＡ・５という新しい変異株の出現のために、２価のワクチンの中身はＢＡ・４とＢＡ・５対応の２価ワクチンになりました（ファイザーおよびモデルナ）。もはや、野生株とかカバーしても仕方ないですしね。

それにしても、mRNAワクチンの取り柄である開発のスピードが、変異株のスピードについていっているところは素晴らしいと思います。

速いといえば、海外の臨床研究の遂行、発表のスピードは、日本のそれとは天と地の差があります。データ収集とデータマネジメントが自動化されており、日本のように「手作業」で情報を吟味しなくてよいからです。Ｂ29と竹槍の戦争みたいに両者の違いは歴然としていて、話になりません。残念ながら。

ＢＡ・４、ＢＡ・５、そしてＢＱ・１、ＢＱ・１・１が流行していた時期の、ＢＡ・１対応ワクチン入りの２価のワクチン効果を見てみましょう。ＢＱ・１、ＢＱ・１・１はＢＡ・５の変化したものです。入院に対しては、58・７％、入院あるいは死亡に対しては61・８％という効果でした（＊49）。

高齢者に対してはどうでしょう。今度はＢＡ・４、ＢＡ・５対応の２価ワクチンについて、米国ＣＤＣが速報値を出しています。やはり「test-negative case control」を使った研究では、ワクチン未接種者に比べて有効性は84％、過去のワクチン接種者との比較でも有効性は７〜８割といったところでした（＊50）。

mRNAワクチンの効果のまとめ

以上から得られる結論は、こういうことです。

ｍＲＮＡワクチンは、感染、発症、重症化、死亡、他者への感染性など様々なアウトカムに対して効果がある。

しかし、その効果は時間とともに落ちていくし、変異株の出現で、さらに下がる可能性がある。

オミクロン株の登場以来、従来のワクチンの効果は減衰した。しかし、３、４回目のブースターでその効果はある程度高められる。

オミクロンＢＡ・４、ＢＡ・５には、従来のワクチンはさらに効きが悪い。

が、BA・4、BA・5対応ワクチンのブースターで、入院などのアウトカムは改善する可能性が高い。

さらに出現し、現在米国などで猛威を振るっているXBB・1・5や、今後出現する変異株にはさらに新しいワクチンが必要かもしれない。


小児についてはどうでしょうか。

当初、SARS‐CoV‐2は、小児にはとても感染しにくく、そして重症化しにくいウイルスでした。

ところが、デルタ株の出現で事態は一変します。小児がむしろ流行の中心となり、学校や家庭内での感染のもととなりました。もっとも、その小児でも重症化や死亡はめったに起きませんでしたが。

デルタ株に対してファイザーのmRNAワクチンの小児への効果を検証した研究があります。発症に対するワクチンの有効性は90・7%でした（＊51）。

オミクロン株に対しては、ファイザーのワクチンは5～11歳については31%、12～15歳については59%の発症予防効果がありました。ただし、半数は無症候感染でした（＊52）。

資料18　全国の接種状況

接種人数と接種率（1〜3回目）　　（2023年3月30日時点）

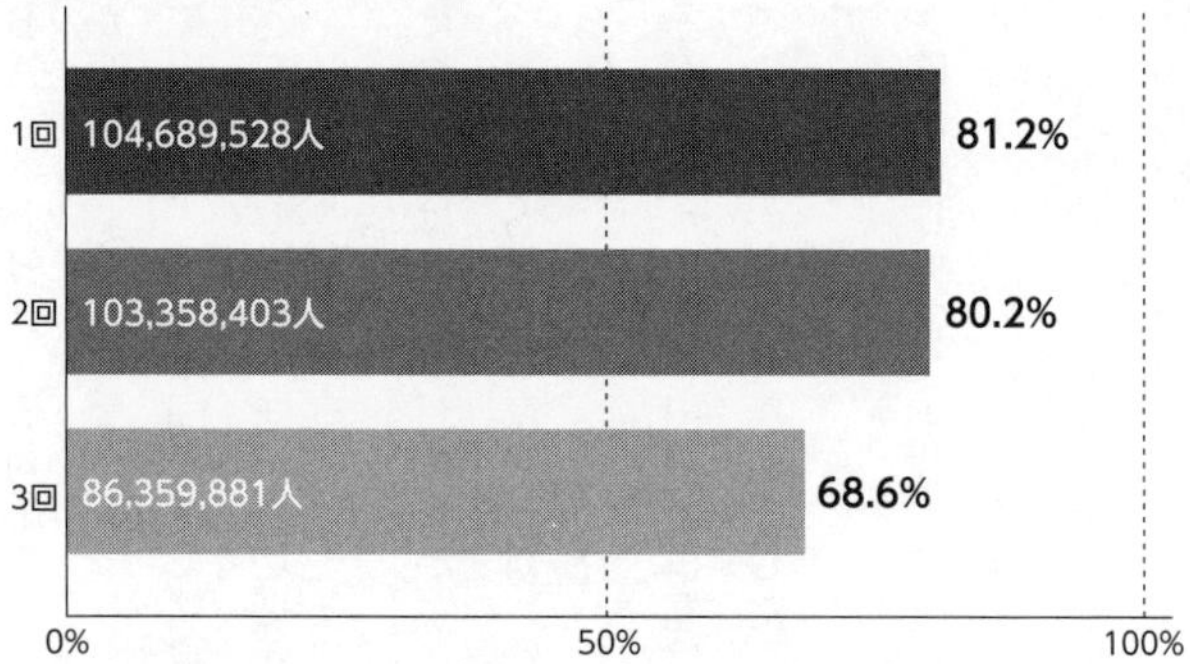

出所：日本経済新聞電子版「チャートで見る日本の接種状況　コロナワクチン」より
https://vdata.nikkei.com/newsgraphics/coronavirus-japan-vaccine-status/
（2023年8月24日閲覧）

より重要なアウトカムについてはどうでしょう。12〜18歳についてはオミクロン株に対して入院を79%、重症化を20%減らしました。5〜11歳については、入院を68%減らしています（＊53）。

本稿執筆時点では、日本には5〜11歳用のファイザーのコミナティ（10μg入り）が3回目まで、6カ月〜4歳用のコミナティ（3μg入り）が3回目まで、用いることができました。その後、小児用の変異株対応のワクチンが使えるようになりました（4回目）。うちの娘たち（11歳、9歳）も先日、4回目を打ちました（＊54）（＊55）。

日本ではすでに8千万人以上の人が3回目の新型コロナワクチン接種を受けています。

しかし他方、数千万人の人はまだ一度も新型コロナワクチン接種を受けていません。こうした方々はいまだに重症コロナのリスクに晒《さら》されています。オミクロン株になっても、その毒性は最初の野生株と大差ないのです。

また、新型コロナに感染した人も、再度、コロナには感染します。残念ながら、自然感染の免疫もまた、長続きしませんから。

今後は変異株対応の2価ワクチンを、初回から何度も接種できるよう、制度を改定する必要があります。どのくらいの間隔で接種すればいいのか。年1回なのか、年2回なのか。このへんのところはまだ決着がついていない問題です。

mRNA以外の新型コロナワクチン

さて、ｍＲＮＡ以外にも新型コロナワクチンは存在します。

ウイルスを媒介にした、ウイルスベクターワクチンというのがありまして、アストラゼネカが出しています（商品名：バキスゼブリア）。しかし、日本に提供されたワクチンはすべて有効期限を過ぎたため、２０２２年9月に提供は終了しています。1億２０００万回分の契約をアストラゼネカと国が交わしましたが、国内で使われたのはわずかに20万回分のみ。

4千万回分以上は海外に提供され、1350回分は破棄されました。6230万回分は「キャンセル」として返金の対象となったそうです。血栓塞栓症の合併症が報告されており、若年者には推奨されなかったことも問題でした。

端的にいえば、アストラゼネカのワクチンは、mRNAとの競合に失敗したワクチンといえるでしょう。

それでも、「mRNAワクチンは怖い」というデマを信じた人たちが、このワクチンの接種を希望してきました（＊56）。

ノババックスと武田薬品が出している組み換えタンパク質を用いたワクチンが「ヌバキソビッド」です。昆虫の細胞で発現させた遺伝子組み換えスパイクタンパク質の3量体からなるワクチンです。アジュバントという付加物の作用で、自然免疫（innate immunity）も活性化させます。

初回免疫で2回、その後、3～5回の追加接種をすることができます。初回免疫については12歳以上、追加接種については18歳以上で承認が得られています。

臨床試験では、2回の接種で90％程度の有効性が示されました（＊57）。

mRNAワクチン接種後の、組み換えタンパク質ワクチンの追加接種も検証されており、日本でもｍＲＮＡワクチン接種後に本ワクチンをブースターとして接種することができます。ｍＲＮＡワクチンで重大な副作用が発生した場合などは、このような対応を取ることができます（そういうことはたまにあります）。

あと、ヤンセンファーマのウイルスベクターワクチン「ジェコビデン」というものもあります。これは１回接種なのが特徴です。すでに日本での製造販売承認は得ていますが、本稿執筆時点では販売、供給されていません。脚の麻痺などが起きるギラン・バレー症候群が起きやすくなるという報告があり、注意が必要です。米国ではジョンソン＆ジョンソン／ヤンセンから、すでに提供されているようです（＊58）。

ヤンセンファーマはジョンソン＆ジョンソンの医薬品部門の子会社で、日本法人は「ヤンセンファーマ」という社名で活動しています。米国ＣＤＣでは、ｍＲＮＡワクチンをメインのワクチンとしており、これを接種できない場合に、限定的にジェコビデンを接種するよう推奨しています（＊59）。

ワクチンの価値は、ウイルスの病原性や接種対象者により変化する

というわけで、新型コロナワクチンは、ｍＲＮＡワクチンが主流です。他のタイプのワク

チンは、ｍＲＮＡワクチンの持つメリットを凌駕《りょうが》できていません。おそらくは今後出てくるであろう様々な変異株対応ワクチンも、ｍＲＮＡワクチンとなる可能性が高いと思います。

さて、もし新たに出現した変異株が病原性の低いものであれば、ワクチンのメリットは相対的に目減りするでしょう。「低いものをさらに低くする」のは大変だからです。

ただ、アルファ株の時がそうだったように、変異株の出現がいつも病原性の低さをもたらす保証はどこにもありません。ウイルスには善意も悪意もなく、というかそもそも意思を持ちません。変異が弱毒化をもたらすか、強毒化をもたらすのかは、ランダムに発生する変異の結果でしかないので、誰にも分からないのです。

よく、「感染症に詳しい」と自称する素人さんが、テレビのワイドショーで「ウイルスはだんだん弱毒化していく」とかしれっと言っていますが、ダーウィンの進化論を誤解しているのでしょうか。

同様に、重症化しにくい若い人、特に小児では、ワクチンのメリットは相対的に目減りします。もちろん、メリットは臨床試験の示す通りですが、「相対的に」というのが大事です。

したがって、小児のワクチンの価値については、専門家の間でも見解の一致がありません。これはコップ半分の水を多いととるか、少ないととるかの価値判断の問題なので、当然発生する議論でしょう。

とはいえ、リスクの高い方、特に高齢者や肥満の方へのワクチンの価値はとても高く、その点で専門家の間で意見の相違はほぼほぼありません。「自称詳しい人」は、もちろん専門家ではありません。

新型コロナワクチンの安全性の評価について

日本ではワクチン接種後、１９６７人の死亡が確認された、という報道が『日刊ゲンダイ』でなされていました。非常に質の低い「だめ記事」といわざるを得ません(＊60)。

前述のように、新型コロナワクチンは国民１人あたり3回以上接種されています。年間、何千万という新型コロナワクチンが接種されています。その一方、日本では毎年１００万人以上の方が死亡しています。

であれば、ワクチン接種後に一定数の死亡者が出現するのは、確率的には当然のことです。もし、「ワクチン接種後の死亡がゼロです」と政府が発表すれば、「そんなわけはない」と「陰謀論」を疑うべきですが、想定通り死亡者が出現していることは、確率的には当たり前なのです。

よって、「〇〇後に何人死亡」では、ワクチンの安全性の評価には役に立たないことは明らかです。『日刊ゲンダイ』の記事を「だめ記事」と言うのはそのためです。数字を垂れ流すだけでなく、その「意味」、インプリケーション（含意：表面に現れない含み持つ意味）を論じなければ、優れたジャーナリズムとはいえません。

では、どのようにしてワクチンの安全性を評価したらよいのでしょうか。

それは、「比較」です。ワクチンの効果を吟味する際にも「比較」が重要だとお伝えしました。安全性についても同様なのです。

拙著『ワクチンは怖くない』でも、ＨＰＶワクチンの安全性を吟味しました。ＨＰＶワクチンを接種していない集団と比べて、ＨＰＶワクチン接種者に見られたいろいろな症状の頻度は、差がなかったのです。

若い女性が不眠や痛みなど、様々な症状を起こすことはあります。ポイントはそこではなく、「ワクチン接種群と非接種群」との比較なのです。もちろん、新型コロナウイルスのワクチンについても考え方は同じです。

ワクチン接種がなかった時と比べて、それ以上の有害事象が発生した場合は、それは「意味のある問題」として認識されなければなりません。

ワクチンの副作用は、本来「システム」で合理的に自動的に検出せねばならないのです。死亡者を数えているだけでは「何も分からない」のです。日本はそういう意味でも、まだまだワクチン後進国なのです。

米国にはワクチン有害事象報告システム（ＶＡＥＲＳ）というのがあり、構造的に、自動的にワクチンの副作用リスクを検出、吟味しています。これは、ワクチン接種データと、入院などの臨床情報の突合《とつごう》、解析ができる「仕組み」があるから可能なのです。定期的に専門家がデータをモニタリングし、懸念すべき副作用が生じていないか確認します。

そこで問題視されたのが、前述した心筋炎です。

心筋炎は、心臓の筋肉に炎症が起きる病気ですが、ワクチン有害事象報告システム（ＶＡＥＲＳ）によって、新型コロナワクチン接種後に心筋炎が有意に多く発生していることが判明しました。「有意に多く」というのは、一般市民で普通に発生するであろう心筋炎の数よりも多く発生している（つまりは、「比較」による）ということで、それを検知し、アラートを出したのです。

心筋炎の報告では、１億９千万人以上の、３億５千万回以上という巨大なワクチン接種記録と、ワクチン接種７日以内の心筋炎の発生をモニターしました。１９９１例の心筋炎の報告がなされ、そのうち１６２６例が心筋炎の症例定義を満たしていました。性別や年齢で調整すると、その報告数は期待される心筋炎の発生数よりも多いものでした（比較）。

特に、２回目のワクチン接種を受けた16～17歳の男子で発生数が多く、ファイザーのｍＲＮＡワクチンでは１００万回あたり１０５・９例発生していました。96％が入院を必要とし、そのうち87％は元気になって退院しました（＊61）。

どんなワクチンにも、いや、どんな医療行為にも一定の副作用が発生します。が、それは解析されねばならず、ただ素朴に数を数えているだけでは本当のことは分かりません。

「ワクチン接種によるリスク」の誤解

僕らも新型コロナワクチン後の心筋炎の入院患者は経験しています。

これもよく誤解されているところですが、専門家は自分たちの専門領域のリスクは熟知しています。ワクチンのリスク、抗生物質のリスク……、使っているツールの欠点を全部理解しているからこそ、使えるのです。手術後の合併症の知識がない外科医にろくな外科医がいないように、ワクチンのリスクを理解しない感染症医はだめな感染症医です。

心筋炎以外にもワクチンの副作用はあります。ぼくが経験したのは「脱毛」でした。頭髪、眉毛、まつ毛など、全身の毛が抜けてしまう有害事象が発生したのです。調べてみると、VAERSにも同様の報告がなされていました。

この事例は論文にして発表しました（＊62）。

医療行為の利益もリスクも、平等に学術界で検討するのが我々専門家の責務です。だから、ワクチンで生じた可能性のある「リスク」についてはきちんと報告しなければなりません。我々はワクチンびいきでも、反ワクチンでもなく、正しい医療を希求しているのです。正しい医療には正しい情報が欠かせません。

というわけで、心筋炎や脱毛など、様々な副作用がワクチンによって起こりえます。おそらくは免疫賦活《ふかつ》作用のために自分の体に対して免疫活動が起きて、自分の体の細胞を攻撃したためではないかと考えています。心臓の細胞や毛髪をターゲットにした炎症反応です。

しかし、じつはワクチン接種よりも新型コロナ感染のほうが心筋炎のリスクは高いのです。このことはすでに述べました。

「罹患率比（incidence rate ratio）」という、若干、ややこしい名前の指標で評価すると、新型コロナ感染後の心筋炎の罹患率比は11以上で、ワクチン接種後の5・97を大きく上回りました。ワクチンのリスクは、新型コロナ感染のリスクよりもマシなリスク、というわけです（＊63）。

そうそう、「ワクチンを打っている人のほうが入院しやすい」という説がまことしやかに出されたこともありました。これはイスラエルの病院で入院患者の大多数がワクチン接種者だったために起きた話でした。

これも、初歩的な分数の勘違いです。

イスラエルでは大規模ワクチン接種が進んだため、非接種者が少数派になってしまいました。圧倒的多数派のワクチン接種者も少しは入院します。少数派の非接種者もより多くの割合で入院します。

しかし、分母が巨大な接種者では、「率」が低くても、分子は大きくなってしまいます。分母が小さな非接種者では「率」が大きくても分子は小さいままです。

この場合、接種者全体分の入院接種者、非接種者全体分の入院非接種者、という「分数」で考えれば誤解は消失します（＊64）。

ワクチンを打つと感染者が増える、という意見も見ました。

これも素朴な誤解で、感染が増えるとワクチン接種者が増えるという「逆の因果関係」を見ているだけです。

ワクチンが感染を抑えているかどうかは「比較群」を置かないと分かりません。ここでは因果関係が逆転しているので、「傘をさす人が増えると、雨が降る」かのような誤解です（＊65）。

以上、新型コロナワクチンについて、特に問題になりやすい点をできるだけ分かりやすくご説明しました。お役に立ちましたでしょうか。

Ⅱ　予防接種制度を学び直す

（1）定期接種と任意接種

定期接種の分類（A類、B類）の無意味

日本の予防接種制度は「定期接種」と「任意接種」の2階建てになっています。定期接種はさらに、「A類疾病」と「B類疾病」の2種類に分けられます。

A類疾病は、「ヒトからヒトに伝染することによる集団感染予防、重篤な疾病予防に重点をおき、定期的に行う必要がある（社会防衛）」もので、B類疾病は「個人の発病または重症化を予防し、あわせて蔓延の予防を目的として、定期的に行う必要がある（個人防衛）」とあります。

A類疾病には「ジフテリア、百日咳、破傷風、B型肝炎、ポリオ、麻疹、風疹、水痘、小児の肺炎球菌やインフルエンザ菌、BCG、日本脳炎、HPV、ロタウイルス」があり、B類疾病には高齢者の季節性インフルエンザや肺炎球菌があります。

Ａ類には「努力義務」と「勧奨」がありますが、Ｂ類には「努力義務」や「勧奨」はありません（＊66）。

ただ、このＡ類とＢ類の分類には、まったく意味がありません。ただのデタラメです（笑）。

例えば、日本脳炎。蚊に刺されて感染するもので、「ヒトからヒト」への感染は原則ありません。土壌などから感染する破傷風も同様です。ＨＰＶワクチンは、性交渉によって感染するヒトパピローマウイルス感染をブロックすることで、子宮頸がんなどを予防します。現在の日本では女児のみに提供されていますから、（一部の例外を除けば）これは個人防衛のためのワクチンです。一方、インフルエンザはヒトからヒトに感染しますから、集団感染予防の価値は高いです。

まあ、厚労省の資料でも、あとのほうでちょこっとそういうことを書いているのですが、「じゃ、なぜＡとかＢとか分ける必要あるわけ？」という素朴な疑問には答えられません。

おそらく、Ｂ類は支出を絞るために「努力義務」や「勧奨」を外して、接種数が増えすぎないようにコントロールしたいのでしょう。あるいは財務省あたりが横槍を入れたのかもしれません。そのへんの真相は分からないのですが（ファクトが公表されないからです）、科

(2023年8月16日現在)

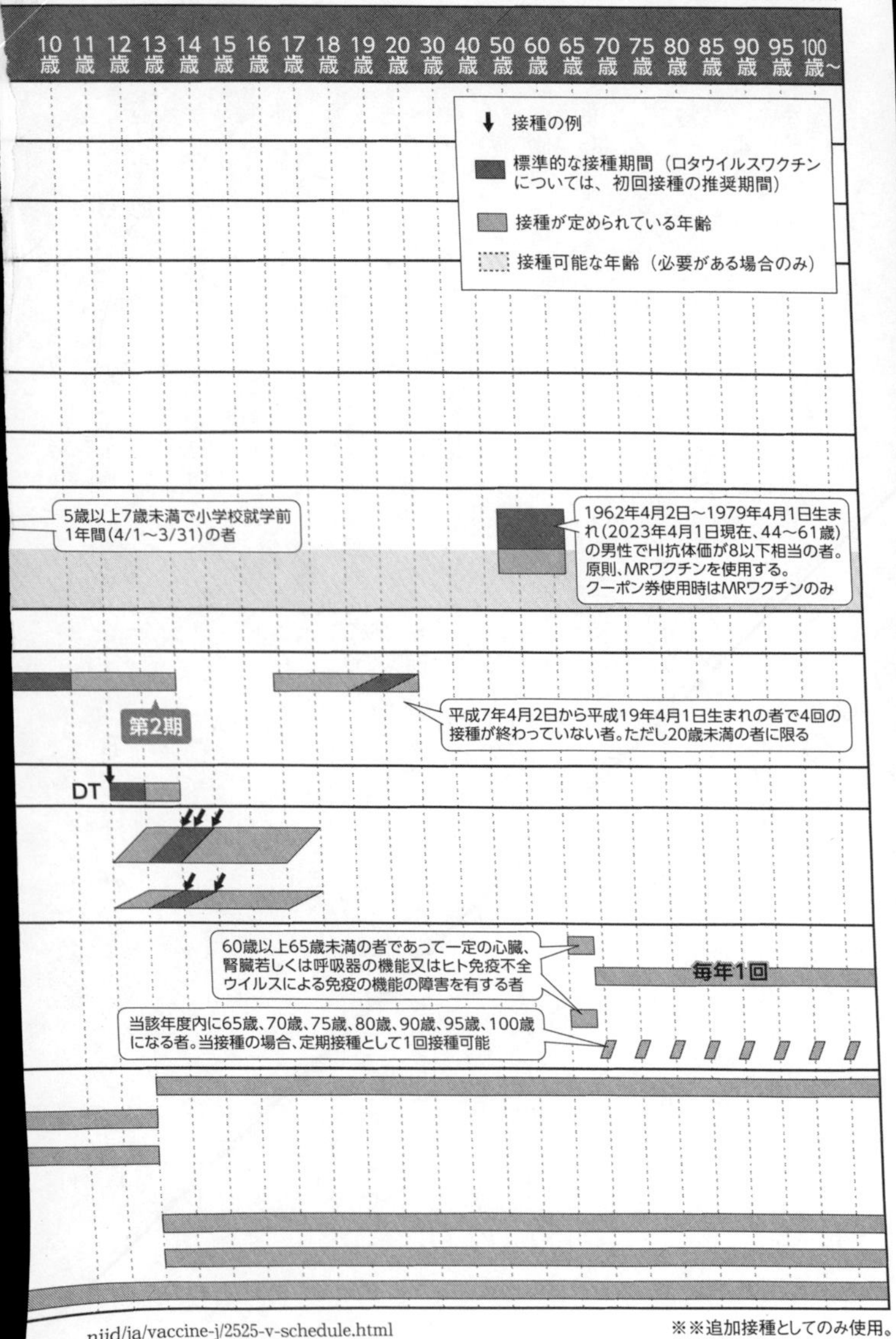

niid/ja/vaccine-j/2525-v-schedule.html

※※追加接種としてのみ使用。

資料19　定期／臨時予防接種スケジュール

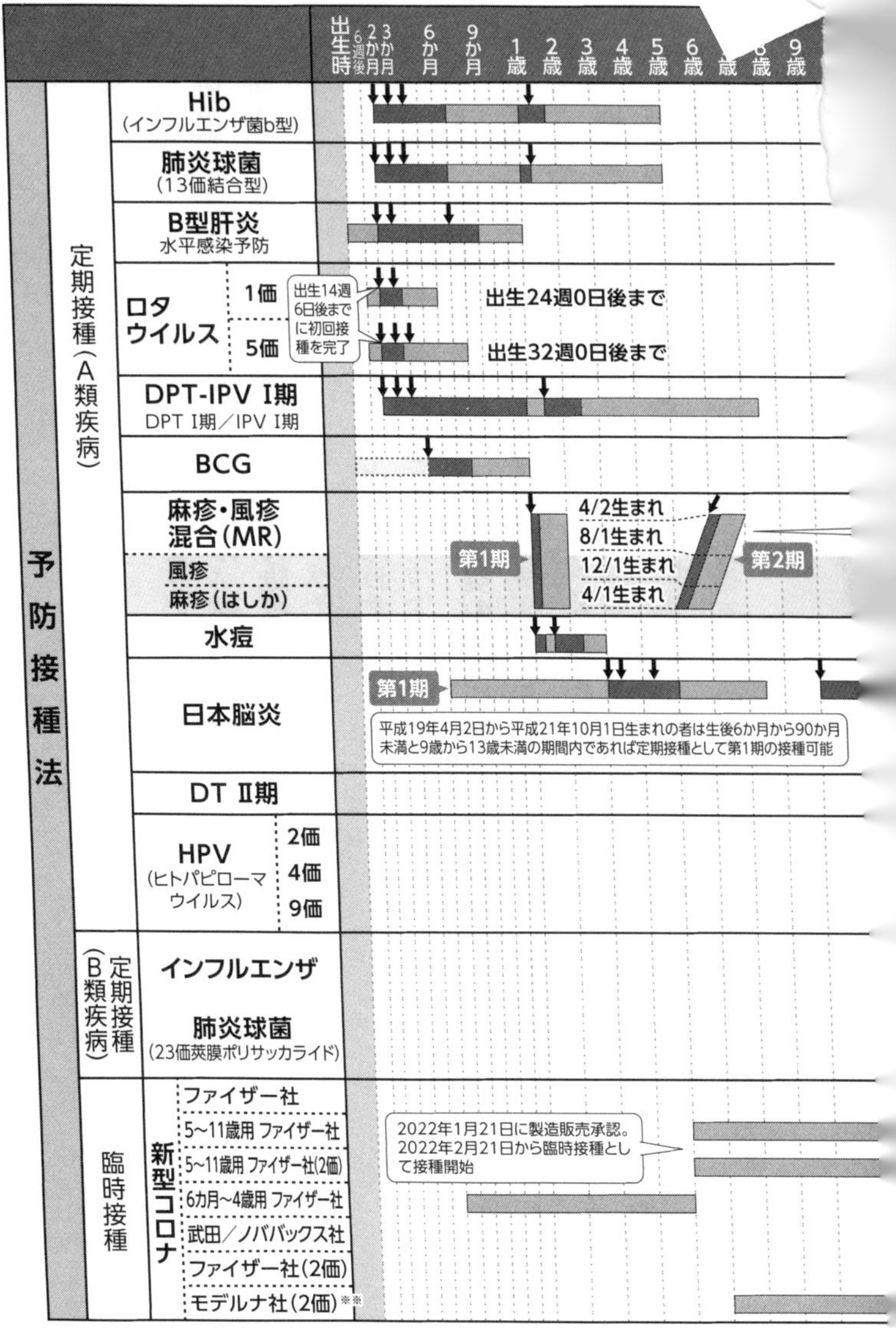

出所：国立感染症研究所HP「日本の予防接種スケジュール」の図を元に作成　https://www.niid.go.jp/

に命じられました。１９９４年には改正予防接種法が施行され、「義務接種」は「努力義務」に変更となりました。「集団接種」も緩和されて個別接種になりました。

蛇足ながら、ぼくは、「努力義務」というアウトカム（結果）を無視した、意味不明な言葉が大嫌いです。

任意接種にする意味が分からない

予防接種法に基づかないが承認されているワクチン接種を「任意接種」といいます。しかし、日本は予防医療については保険診療がきかないので、全額自己負担が原則になります（地方自治体での助成がある場合もあります）。

不思議ですね。「承認」されているということは、国が有効性や安全性を確認したということです。前述のように「有効性があり、十分に安全である」ことを認めたからこそ国が承認したのです。ということは、推奨されるべきワクチンということになるわけで、それを「定期接種」に規定しないのは詭弁《きべん》としかいいようがありません。

なお、定期接種では副作用が出た場合の補償制度があります。先ほどもご紹介しました健康被害救済制度です。障害年金や死亡一時金などが制度に応じて支払われます。定期接種は市町村の管轄なので、申請も市町村に行ないます。

任意接種の副作用の場合は、独立行政法人医薬品医療機器総合機構法（ＰＭＤＡ法）に基づいて行なわれます。

でも、任意接種と定期接種の同時接種をしてアナフィラキシーを起こした場合などは、どちらの救済制度が適用されるのでしょう。こういう無駄で無意味な二重制度を作っているといろいろややこしくて大変ですね。

任意接種に規定されているのが、おたふく風邪（ムンプス）のワクチンや、高齢者以外のインフルエンザワクチン、Ａ型肝炎ワクチン、髄膜炎菌ワクチンなどです。いずれも有効性や安全性が臨床試験で示され、海外では推奨ワクチンとして対象者には無料で提供されています。特にインフルエンザワクチンは流行を抑える意味でも重要ですから、「任意接種」にしておく意味が分かりません。

「ワクチン、こんなに高いんですか。だったらいいです」

昨日も、ある脾臓《ひぞう》摘出患者さんが外来に紹介されてきました。脾臓摘出に伴う諸々の感染症リスクに対するワクチン接種のためです（後述）。しかし、一部を除いて全部自費になってしまうこのワクチン接種。相当なお値段になってしまうため、患者さんも「ちょっとそれは……」となってしまいました。

もちろん、こちらも無理強いはできません。病気にならないためのまっとうな医療行為なのだから、せめて医療保険でカバーしてほしいものだよな。できればリスクに応じて「定期接種」にして無料になればいいのに、とぼくは思います。

「医療保険は『病気』に対して使われるもので『予防』は『病気』に関係ないからダメなんですよ、イワタ先生」

と賢《さか》しらな人は上から目線でそう言います。詭弁です。心筋梗塞二次予防のためのアスピリンは治療でしょうか、予防でしょうか。「妊娠、出産も病気ではない」とこれまでもずっと医療保険の適用外でしたが、少子化対策のために医療保険が活用されそうです。

要するに、保険などというものは恣《し》意《い》的にいかようにも運用できるわけで、「その気になれば」ワクチン接種だって保険の範囲内にできるはずです（実際、脾臓摘出後のニューモバックスというワクチンは保険適用内です。ほら、詭弁でしょ)。

このような無駄で無意味な二重制度は誰も幸せにしません。早く国際基準に則り、一括して「推奨ワクチン」一本に絞ってほしいと思います。でなければ、いつまでたっても日本はワクチン後進国のままです。

小児の予防接種

小児の予防接種の多くは定期接種で提供されます。とはいえ、任意接種もいくつか存在します。

日本小児科学会が提供するスケジュールが有用です(資料20、次頁)。黒と濃いグレーが定期接種ですが、任意接種も学会推奨ということで薦められています。攻めてますねー。さすがは小児科学会。大人の学会もがんばらにゃー。

小児にはおたふく風邪のワクチンもインフルエンザのワクチンも学術的に「おすすめ」なのです。定期接種に入っていないのは不合理ですね。

4月1日版)

					学童期／思春期				
18～23か月	2歳	3歳	4歳	5歳	6歳	7歳	8歳	9歳	10歳以上
				(7.5歳まで)					
				(7.5歳まで)					
				⑤					⑥11-12歳
									11歳① 12歳
				(7.5歳まで)					
				⑤					
				②					
②									
				②					
		①②	③	(7.5歳まで)					④9-12歳
毎年(10、11月などに)①②									13歳より①
									小6 中1①②③ 中2～高1
									小6 中1①② 中2～高1

添付文書には記載されていないが小児科学会として推奨する期間　健康保険での接種時期

www.jpeds.or.jp/uploads/files/20230710_vaccine_schedule.pdf

資料20　日本小児科学会が推奨する予防接種スケジュール（2023年

ワクチン		種類	乳児期										幼児期	
			生直後	6週	2か月	3か月	4か月	5か月	6か月	7か月	8か月	9〜11か月	12〜15か月	16〜17か月
インフルエンザ菌b型（ヒブ）		不活化			①	②	③						④	
肺炎球菌（PCV13）		不活化			①	②	③						④	
B型肝炎	ユニバーサル	不活化			①	②				③				
	母子感染予防		①	②					③					
ロタウイルス	1価	生			①	②								
	5価				①	②	③							
4種混合（DPT-IPV）		不活化			①	②	③						④	
3種混合（DPT）		不活化			①	②	③						④	
2種混合（DT）		不活化												
ポリオ（IPV）		不活化			①	②	③						④	
BCG		生							①					
麻疹・風疹混合（MR）		生											①	
水痘		生											①	
おたふくかぜ		生											①	
日本脳炎		不活化												
インフルエンザ		不活化												
ヒトパピローマウイルス（HPV）	2価、4価	不活化												
	9価	不活化												

定期接種の推奨期間　定期接種の接種可能な期間　任意接種の推奨期間　任意接種の接種可能な期間

出所：日本小児科学会HP「日本小児科学会が推奨する予防接種スケジュール」の図を元に作成　http://

（2）各種ワクチン

Ｈｉｂワクチン、肺炎球菌ワクチン

さて、ひとつひとつ説明していきましょう。

まずはインフルエンザ菌ｂ型（Ｈｉｂ、ヒブ）と、肺炎球菌のワクチンです。

それぞれ２００８年、２０１０年に導入された比較的新しいワクチンです（肺炎球菌は当初はプレベナー7、後にプレベナー13に変更）。

これらは小児の重症感染症、特に髄膜炎の原因になりますが、両者のワクチン接種のおかげで髄膜炎に苦しむ小児は激減しました。どちらも2カ月から1歳までの間に4回接種します。同時接種は可能です（＊67）。

Ｈｉｂ（アクトヒブ）の添付文書では皮下注（皮下注射）、プレベナー13の添付文書では、高齢者は筋注（筋肉内注射）、小児は皮下注と書いてありますが、これは科学的には間違っ

ていて、どちらも筋注が正解です（日本の添付文書資料〔＊68〕〔＊69〕）。

米国の添付文書資料（＊70）（＊71）には、ちゃんと筋注（intramuscular）と書いてあります。

第Ⅰ章でも述べましたが、長らく日本では、筋注で接種すべき不活化ワクチンを皮下注で提供するという悪習がありました（あります）。

しかし、これもすでに述べましたが、不活化ワクチンは構造上、筋肉内注射のほうが効果を発揮しやすいのです。免疫細胞の樹状細胞が豊富で、そこで免疫反応を惹起しやすいからです。また、腕の後ろの皮下注だと痛みも強く、腫れも目立ちます。うちの娘たちも小児科の先生に各種ワクチンを接種してもらうのですが、おおむね皮下注なので、よけいな副作用が増えて、いつも見ていてかわいそうです。

なぜ、筋注が嫌がられたかというと、昔、日本で解熱剤や抗生物質などを大腿部での筋注によって投与して、筋拘縮症《きんこうしゅくしょう》という合併症が起きたからなのです。

しかし、これはそもそもワクチンは関係のない、他の薬の話です。とんだとばっちり、八つ当たりというものです（＊72）。

本来ならば、11カ月未満の小児なら大腿外側に、7歳以上なら肩の三角筋にワクチンを打ちます。12カ月以上、7歳未満はどちらでもよいです。針は22〜25ゲージ。ちゃんと米国C

DCは接種法をイラストとともに解説しています（資料21）。

この筋注問題は、日本の予防接種制度の最も遅れたところです。早く是正してもらいたいものです。新型コロナのワクチンで、筋注もようやく「普通」な方法として定着してきましたから。

インフルエンザワクチン

あと、遅れているのがインフルエンザ。小児の接種は悪名高い「前橋レポート」（＊群馬県前橋市の医師会が、市内の小学生を対象としてインフルエンザワクチンの効果を調査したレポート。調査結果として、集団接種した地域としていない地域とで罹患率や超過死亡などに大きな差が認められないとしたが、この研究内容には多くの疑問が呈されている）以降、定期接種がなされなくなりましたが、本当は推奨されてよい大事なワクチンです（詳しくは拙著『予防接種は「効く」のか』を御覧ください）。

ですから、インフルエンザワクチンは定期接種ではないものの、日本では自治体の多くが助成をしています。地方が助成しており、効果が科学的に分かっているのに、「定期接種」に組み込まれないって理不尽ですよね。

資料21　小児への接種方法（米国CDCの解説による）

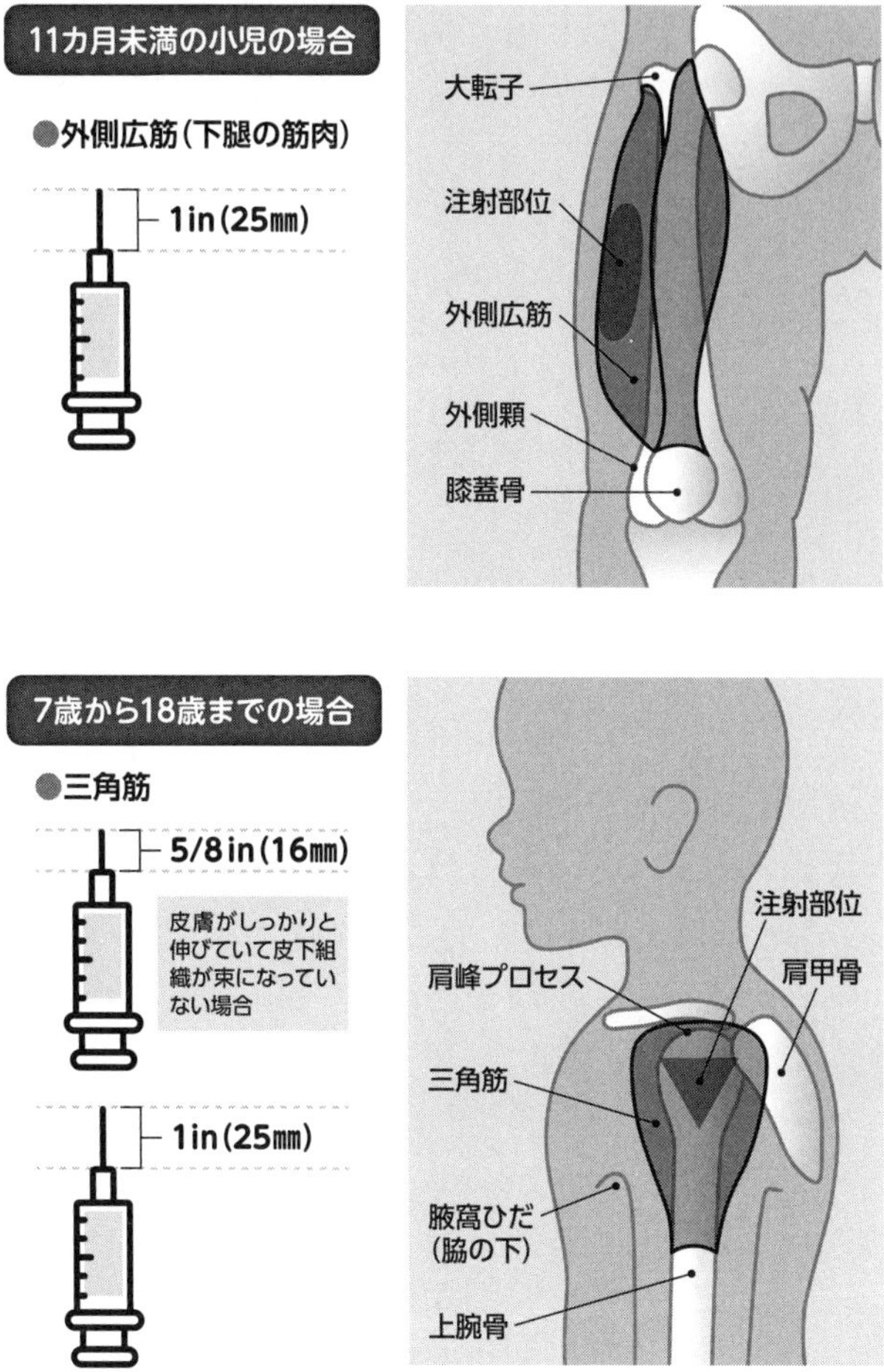

出所：Vaccine Administration Resource Library - CDC

さらに、小児のインフルエンザワクチンは運用が間違っています。なぜか日本では、小児のインフルエンザワクチンは2回接種が行なわれることが多いです。

しかし、本来は「生まれてはじめての接種」だけが2回です。翌年からは、年1回でよいのです。

毎回毎回、娘たちをインフルエンザワクチンの接種に連れていって、

「来月また来てくださいね」

「はいー」

と生返事したままスルーしているのは、ぼくです（笑）。すみませんね。説明するのもアレだし。

あと、インフルエンザワクチンも不活化ワクチンです。だから、本来なら筋注が正しい接種法です（＊73）。

インフルエンザワクチンは小児のインフル発症を防いでくれるだけでなく、重症化、入院を予防してくれます（＊74）（＊75）（＊76）（＊77）。

インフルエンザの生ワクチン――鼻に噴霧する「フルミスト」

さて、インフルエンザワクチンは「不活化」ワクチンだと申しましたが、じつは生ワクチンもあるのです。

それがフルミスト。

フルミストは鼻に噴霧するインフルエンザワクチンです。２０２３年２月に日本でも承認されました（第一三共）。もっとも、米国では２００３年から使っていたワクチンです。20年遅れで日本にやってきたって感じです。

インフルエンザウイルスはＡ型とＢ型に大別されます。不活化ワクチンはＡ型２種類、Ｂ型２種類をカバーしているワクチンです。

フルミストも同様で、Ａ型２種類、Ｂ型２種類、合計４種類をカバーするワクチンです。注射のワクチンと変わりありません。

ただし、効果の程はそれほどでもありません。２〜17歳を対象とした研究ですと、通常のインフルエンザワクチンの効果が67％だったのに対して、フルミストは20％しかありませんでした。95％信頼区間でいえばマイナス６％から39％ということで、これはよくありません。

信頼区間がゼロ以下からゼロ以上の範囲ということは、「効くか効かないかはっきりしない」

ことを意味しているからです(＊78)。

そもそもフルミストは生ワクチンです。ですから、免疫抑制があったり妊娠していたりすると禁忌です。

確かに痛くないという利点はあるのですが、効かなければ意味がないですし、使えなくても意味がありません。悩ましいですね。

米国では２０１６〜２０１７、２０１７〜２０１８年シーズンにはフルミストの推奨を取り下げていました。その後、米国では新たなウイルス株を使ってフルミストを生産しましたが、２０１８〜２０１９年には使用量が少なすぎてその効果は吟味できませんでした。

そして新型コロナ到来。インフルは数年間、まったく流行しなかったのでした。こうした中で、このワクチンが日本に入ってくるわけで、どのくらい役に立つものなのかは、今後の吟味が必要です(＊79)。

ちなみにフルミストは低温でのみ増殖するよう生ワクチンを操作されています。低温の鼻では増殖しますが、肺などの身体深部では増殖せず、よってワクチンがインフルエンザの下気道感染のような症状を起こすことはない、と説明されています。

米国では2〜49歳に使えますが、日本ですと2〜19歳に適応があります。痛いのは絶対に嫌、という方にはおすすめかもしれません。

多糖体ワクチンである肺炎球菌ワクチン

多糖体ワクチンとは、細菌の表面にある多糖体（糖が鎖のようにつながったもの）を抗原とするもので、典型的なのは肺炎球菌ワクチン（ニューモバックス）です。この話はすでにしました。

一般的に多糖体を抗原としたワクチンはT細胞に依存しない免疫を作るため、抗体の効力が弱く、またブースター効果が期待できません。

ニューモバックスを繰り返すかどうかはいつも議論のあるところですが、従来は免疫能の低下を懸念して5年後に再接種していました。しかし、再接種時に炎症が起きやすい問題もはらんでいました。

米国の場合、現在ではニューモバックスの再接種は、小児の免疫抑制者（無脾症〔生まれつき脾臓がない病気〕など）以外にはCDCには推奨されていないようです。

米国では20種類の肺炎球菌をカバーする、強力な結合型ワクチン（プレベナー20）が導入されました。ニューモバックスは23種類の肺炎球菌をカバーします。たくさんの血清型の肺炎球菌をカバーするのがニューモバックスの「売り」だったわけで、そこが結合型ワクチン「プレベナー」の弱点でした。

しかし、20種類をカバーする結合型ワクチンが出てしまえば、もはやニューモバックスのメリットはほとんどありません。米国からはニューモバックスは消えてなくなってしまうでしょう。長い間、お疲れさまでした。

日本ではどうでしょう。ニューモバックスは現在、65歳から5歳刻みで定期接種扱いという謎ルールのもとで運用されています。謎ルール多すぎるぜ、ニッポン。キャッチアップという概念を理解しない厚生労働省の「ややこしい割に役に立たない」ルールの一例です。しかも、２０２３年からはこの経過措置がなくなり、65歳のみが接種の対象となります。やはりキャッチアップはガン無視ってことです（＊80）。

まあ、前述の通りプレベナー20が入れば、もうこの話はなくなるのかもしれませんが、本稿執筆時点では日本にはプレベナー20は入っていません。

その代わりに、米国で使われていた15種類の肺炎球菌をカバーするワクチンが導入されました（ただし、成人向け）。これが「バクニュバンス」です（＊81）。なぜか、ぼくのパソコンではこの商品名をタイプするととんでもない誤変換をしてしまったのですが、どういう変換

資料22　米国における侵襲性肺炎球菌疾患の推移

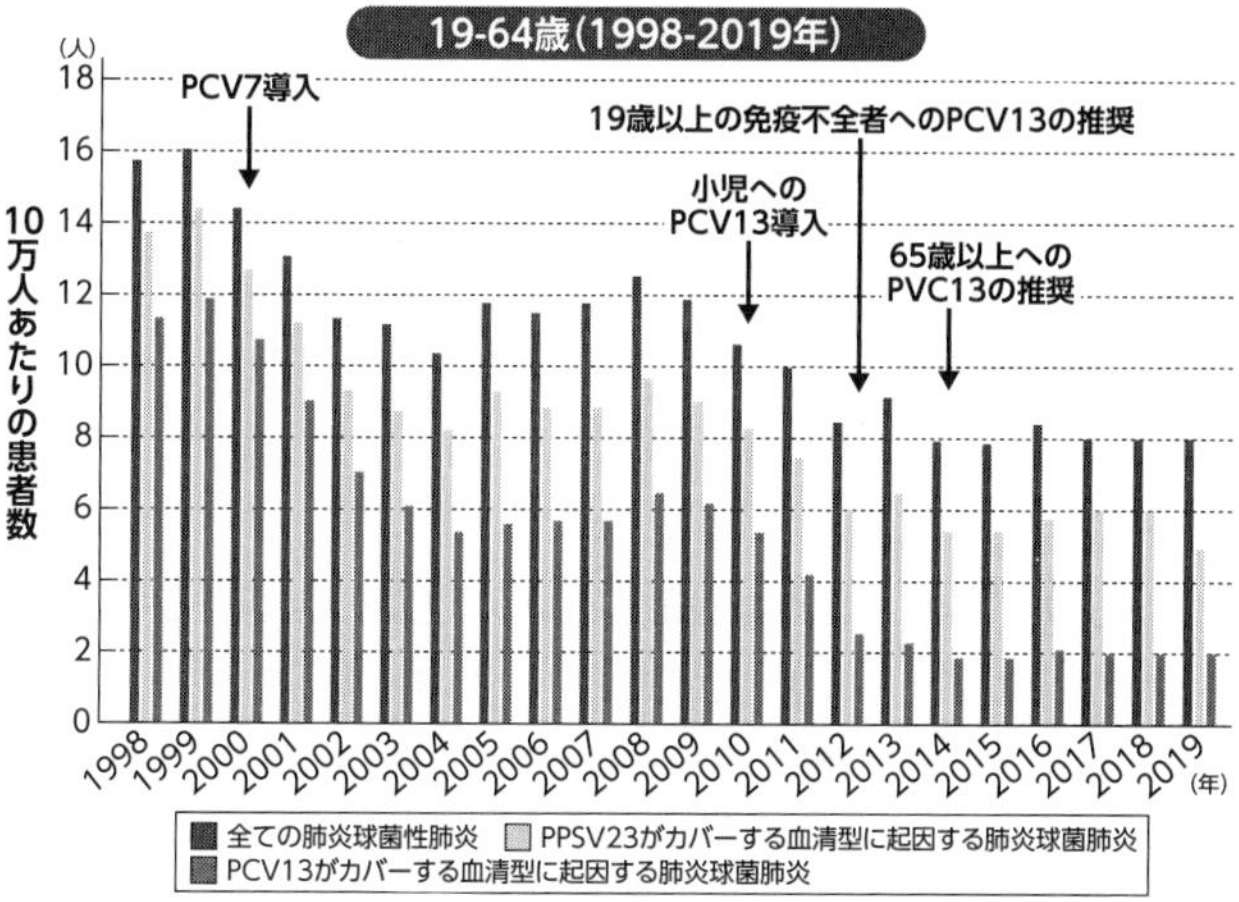

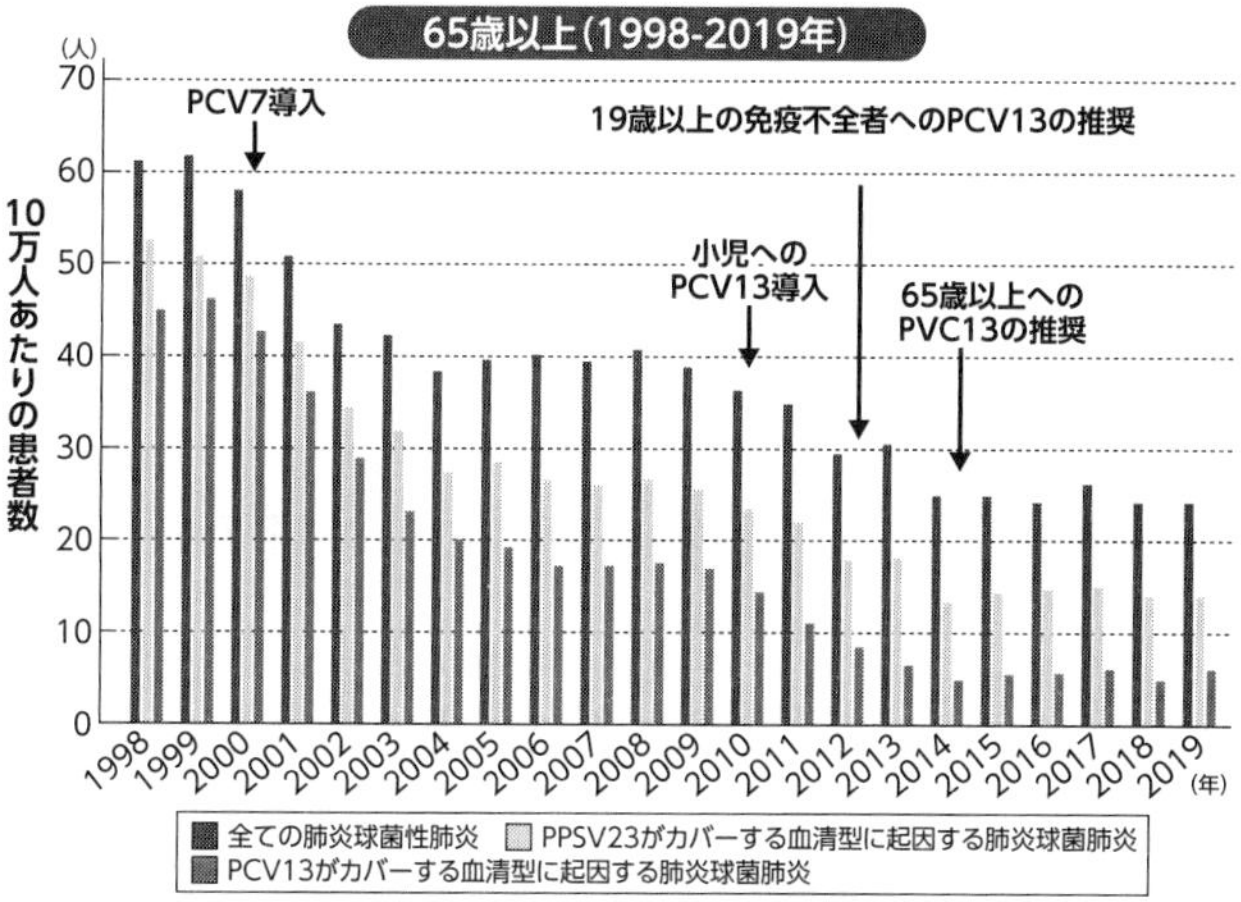

出所：Pneumococcal Disease Surveillance Reporting and Trends. CDC. 2023.
https://www.cdc.gov/pneumococcal/surveillance.html.

資料23　5歳未満の侵襲性肺炎球菌感染症（IPD）罹患率の推移

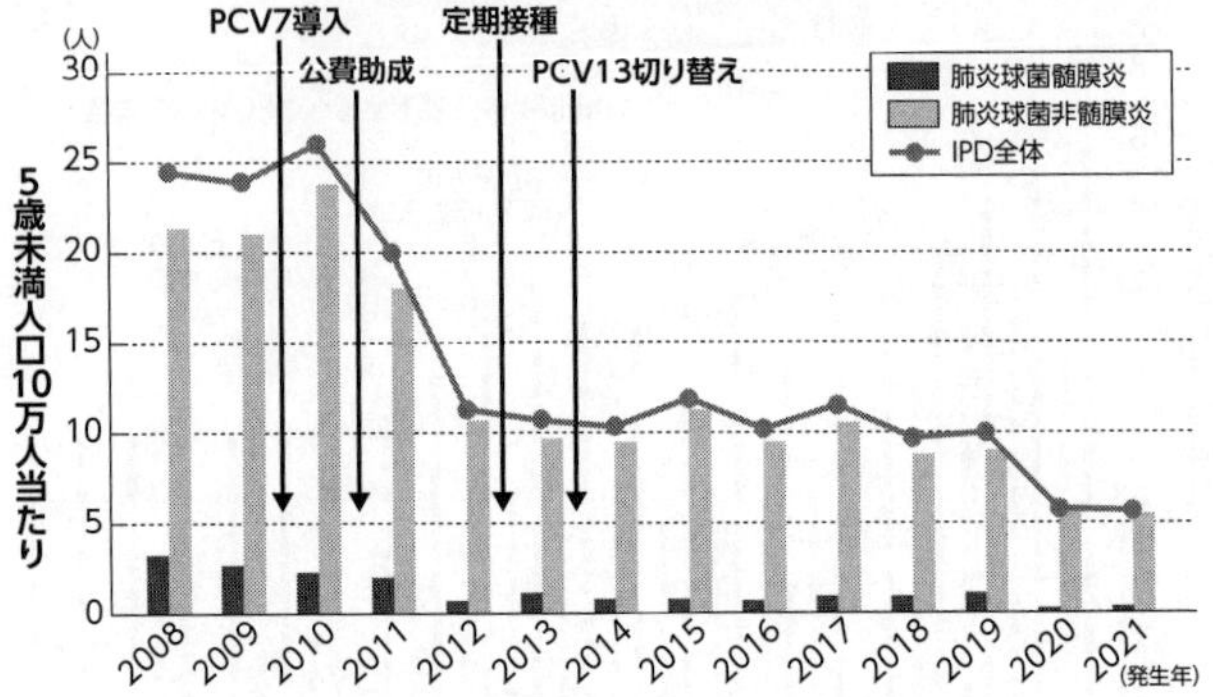

出所：「小児侵襲性肺炎球菌感染症（IPD）の発生動向および起炎菌血清型変化の解析」IASR 44(1), 2023.
https://www.niid.go.jp/niid/ja/typhi-m/iasr-reference/2606-related-articles/related-articles-515/11768-515r07.html

をしたかは内緒です。いずれにしても、日本はここでも「周回遅れ」なのです。

肺炎球菌ワクチンの接種スケジュール

現在の肺炎球菌ワクチンの接種スケジュールを紹介しましょう。小児では結合型ワクチンを、成人ではニューモバックスと結合型ワクチンを組み合わせて運用します。

米国では結合型ワクチンを生後2カ月、4カ月、6カ月、12～15カ月の4回接種します。米国で使われているのはＰＣＶ13（プレベナー13）という13価のワクチンと、ＰＣＶ15という15価のワクチンです。

日本でも同様に4回接種します。ただし、日本にはＰＣＶ15がないので、ＰＣＶ13を使

資料24　65歳以上の成人に対する肺炎球菌ワクチン接種の考え方（2019年10月）

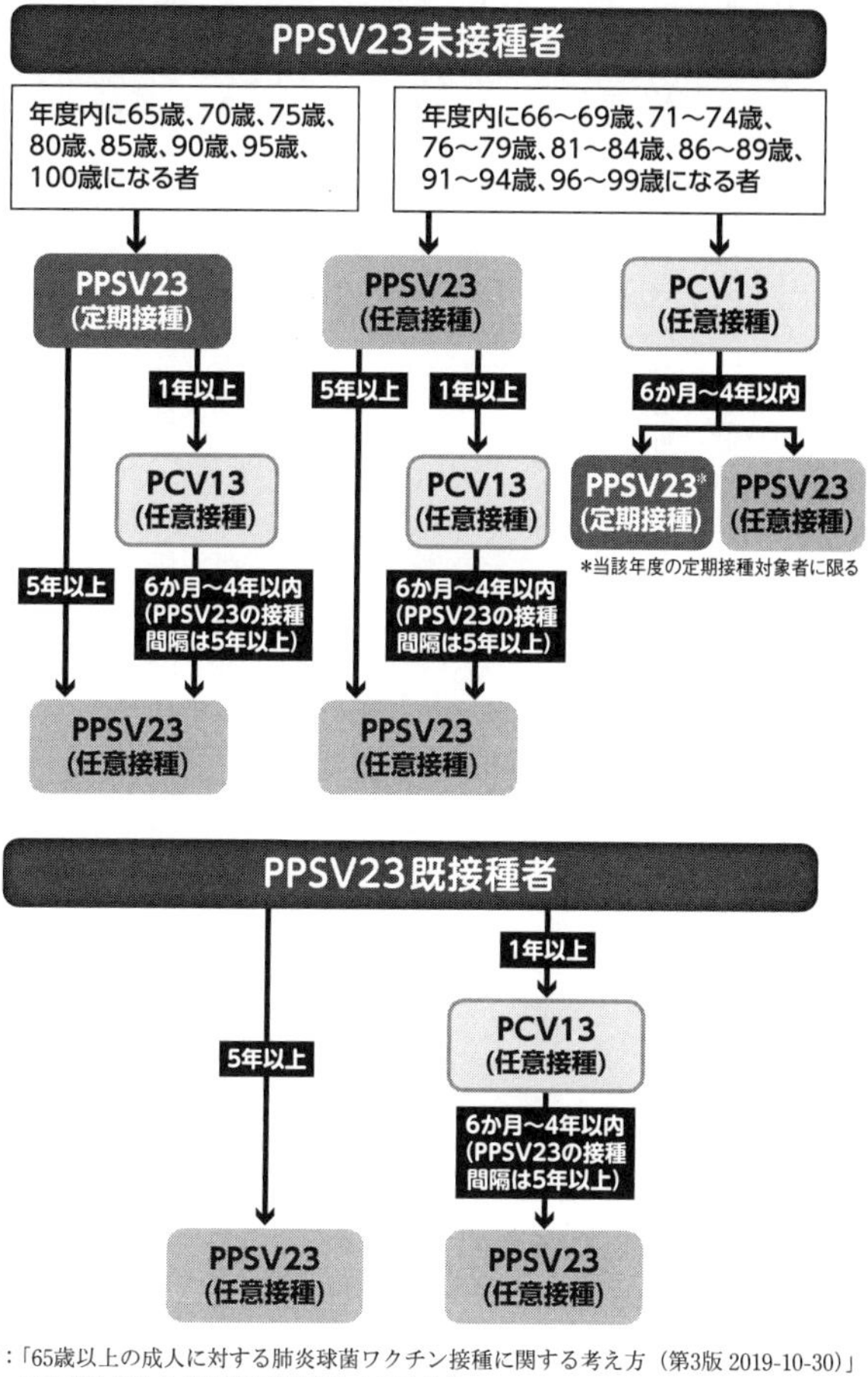

出所：「65歳以上の成人に対する肺炎球菌ワクチン接種に関する考え方（第3版 2019-10-30）」
日本感染症学会／日本呼吸器学会 合同委員会
https://www.kansensho.or.jp/modules/guidelines/index.php?content_id=38

います。周回遅れです。

肺炎球菌ワクチンの導入のおかげで、米国における小児、そして成人の重症肺炎球菌感染症は激減しました（資料22、131頁）。

日本においても小児の侵襲性肺炎球菌感染症は激減しています（資料23、132頁）。

成人の場合、日本感染症学会と日本呼吸器学会の両者が推奨スケジュールを発表しています（資料24、133頁）。めっちゃややこしいですが、要するにニューモバックス（ＰＰＳＶ23）とプレベナー（ＰＣＶ13。今後はＰＣＶ15）を両方打ちましょう、ってことです。ＰＰＳＶ23を打ったあと1年以上待ってからＰＣＶ、あるいはＰＣＶを打ってから半年以上経ってからＰＰＳＶ23を打ちます。まあ、ＰＣＶ20が入ったら、この話はなくなるでしょう。

ＨＰＶワクチン

「子宮頸がんワクチン」と称されることも多い、ヒトパピローマウイルス（ＨＰＶ）ワクチンですが、ようやく日本でも定期で積極的勧奨が復活しました。しかも、最新の9価のワクチンが導入されました。

おまけに接種回数についても、現在推奨されている2回にまで減らすことも制度に組み込まれました。従来は3回接種だったのですが、2回でも十分な防御効果が確認されたためです(＊82)。

米国CDCではHPVワクチンは11～12歳に推奨ですが、9歳から接種できます。最初の接種から6～12カ月後に2回目の接種をします。

ちなみに、本ワクチンは男子にも推奨されています。これは子宮頸がんのみならず、HPVが起こすイボの病気や肛門がん、口腔咽頭がん、陰茎がんなどの他のがんも予防できるためです。

そして、13～26歳でも未接種ならば接種できる「キャッチアップ」も制度に組み込まれています。

ただし、15歳以上の場合や免疫抑制がある場合には、2回の接種では不十分です。その場合は3回の接種が推奨されています。

さらに、27～45歳であっても、医師と相談した上で必要ならば接種が可能になります。HPVワクチンは感染後の効果は高くありませんから、セックスデビューからの年数が経てば経つほど、その効果を発揮する可能性は減っていくのですね(＊83)。

日本はここ数年でHPVワクチン環境が劇的に改善しました。が、米国などと比べるとまだまだかなり遅れているのが現状です。というか、これまではあまりにも後ろ向きだったので、ようやく遅れを取り戻しにいきましたよ、という感じではないでしょうか。

うちの上の娘は、制度があまりにも遅れているので、自費でガーダシル9を2回接種してしまいました。神戸市などはこうした「自主的に接種した人」の費用を還付する助成制度を持っていますが、うちの娘は平成23年生まれなので、助成の対象にはなりません。

というわけで、米国の「キャッチアップ」に比べるとまだまだ硬直的で、制限が多い鬱陶《うつとう》しい制度なのが日本の現状です。神戸市が求めている還付の条件は以下の通りです。

以下の条件を全て満たす方

1. 令和4年4月1日時点で神戸市に住民登録があること
2. 平成9年4月2日〜平成17年4月1日生まれの女子
3. 16歳となる日の属する年度の末日までに（定期接種の対象期間内に）HPVワクチンの定期接種において3回の接種を完了していないこと
4. 17歳となる日の属する年度から令和4年3月31日までに、国内の医療機関において、HPVワクチンの任意接種を受け、実費を負担した方

5．償還払いを受けようとする接種回数分についてキャッチアップ接種としての定期接種を受けていない方

※ただし、下記に該当する場合は対象外とする。

・償還払いと同種のものであると神戸市が認める費用助成を神戸市以外の市区町村から受けた場合

・2価ワクチン、4価ワクチンを接種した場合には定期接種実施要領、9価ワクチンを接種した場合にはワクチンの添付文書にそれぞれ規定する方法によって接種がなされていない場合

（神戸市：子宮頸がん予防（HPV）ワクチンを自費で接種した方への
費用助成（償還払い）について）（＊84）

HPVワクチンの「副作用」をどう考えるかは、すでに拙著『ワクチンは怖くない』で詳しく説明しました。興味のある方はそちらをご参照ください。

B型肝炎ワクチン

B型肝炎ウイルスは、急性肝炎、慢性肝炎、肝硬変、肝細胞がんなど肝臓に関する多様な病気の原因になります。日本では１３０万～１５０万人ぐらいが感染していると推定されています。年間では毎年１万人くらいの新規感染者がいると推定されます（＊85）。

なぜ、正確な新規感染者数が分からないのかというと、いわゆる感染症法に報告義務がないからです。５類感染症に「ウイルス性肝炎（E型肝炎及びA型肝炎を除く）」というのがあるのですが、ここにB型肝炎やC型肝炎などが含まれ、「急性肝炎のみの報告。慢性肝疾患、無症候性キャリア及びこれらの急性増悪例は含まない」と書かれています。

本来ならば、HIVのように感染者全員を把握しなければ、疫学情報としては完全に無意味なのですけどね。困ったもんです。

長い間、日本ではB型肝炎ワクチンを適切に提供してきませんでした。しかし、２０１６年、ようやく日本でもB型肝炎ワクチンが小児のルーチンの定期接種に組み込まれることになりました。

日本では１９８６年から、母子感染（垂直感染）の予防という観点から、母親にB型肝炎がある場合にのみ乳児にワクチンが提供されてきました。しかし、１９９２年より世界保健機関（ＷＨＯ）がユニバーサル・ワクチン、すなわち小児全員にＢ型肝炎ワクチンを提供することを推奨するようになります。しかし、「ワクチン後進国」の日本ではこの導入が２０１６年にまで遅れてしまったのでした。もったいない話でした。

Ｂ型肝炎は水平感染と垂直感染の二通りの感染経路があります。水平感染とは「垂直感染ではないヒト－ヒト感染」のことで、多くは性行為による感染、時に医療行為による感染（針刺し事故や輸血など）などです。垂直感染は母体から胎児への感染で、胎盤から感染する場合や、分娩時に感染する場合があります。

インターネットに公開されている国立感染症研究所での講演スライド（筑波大学・須磨崎亮先生の資料）によると、以前は日本では垂直感染のほうが水平感染よりも多く、それが１９８６年以降の母子感染防止事業を正当化していました（＊86）。しかし、これ以降、垂直感染が激減し、水平感染のほうが比率として高くなったことが献血データで分かっています。

しかし、これは水平感染を看過してよい理由にはなりません。なぜなら垂直感染が多かった１９８０年代も水平感染率は献血あたり０・０３９と十分な比率であったからです。１９９１～１９９５年が０・０１６ですから、往時も十分に高かったことがわかります（＊86資料7ページ）。

日本ではB型肝炎の水平感染はわずかで、垂直感染のみが重要だとする意見が以前からありましたが、それは正しくなかったのです。

B型肝炎ウイルスは遺伝子型で分類されます。海外で流行していた遺伝子型Aが1990年代後半から増えてきました。これが「性感染症としてのB型肝炎が増えた」理由だ、と説明されていたことがあります。ぼくはこれは正しくないと思っています。それは先ほどの献血データからも明らかです。

従来、日本では性交渉による水平感染は一定頻度であったのですが、垂直感染が相対的に多かったので看過していただけなのです。

ちなみにこの資料では、年齢が上がっていくに従ってHBc抗体（B型肝炎に感染すると上がる抗体）の陽性率が上がっていくことも示されており、小児期以上の年齢でもB型肝炎ワクチン接種（キャッチアップ）が必要であることが分かります（〔＊86〕資料8ページ）。

グローバルなワクチン接種でB型肝炎は激減

B型肝炎ウイルスは、一度感染すると肝臓の細胞（肝細胞）の中にとどまり、体内から排除するのは極めて困難と考えられています。B型肝炎の治療薬も複数ありますが、ウイルス排除は現段階では不可能でしょう。よって、ワクチンにより感染自体を予防するのが最良の策ということになります。

接種としては、０、１、６カ月で３回接種が基本です。

このワクチンは、なかなか効果が出ない人がいることも確認されています。よって、接種後の抗体検査が必要になることがあります。

抗体が陰性だった時はどうすればよいか。国際的なコンセンサスはまだないのですが、３回の接種をやり直し、それでも駄目ならそのまま様子を見る、というのが一般的です。他にも１回だけのブースター接種や、接種量を増やすとか、前述の「皮内」あるいは「皮下」注射などが対策として試みられています（＊87）。

グローバルなＢ型肝炎ワクチン接種で、東南アジアや西太平洋地域での慢性Ｂ型肝炎感染者は激減しています（資料25、143頁）。１９９０年から２０１４年にかけて、同地の５０００万人以上の感染を予防し、１０００万人近くの人命を救ったと推定されています。

アフリカや南米などには、まだワクチン接種が十分に提供されていない国もあるのですが、世界保健機関（ＷＨＯ）は２０３０年までに接種率を世界中で90％以上にまで高め、いずれはＢ型肝炎を撲滅させようと考えています。

基本的に、ヒト－ヒト感染する感染症は、有効な予防接種があれば、理論的には撲滅可能です。うまくいくといいですね（＊88）。

時に、日本で使われているＢ型肝炎ワクチンは、遺伝子組み換え技術を使って作ったワクチンです。Ｂ型肝炎ウイルスの表面抗原をコードするＤＮＡを酵母（カビの一種）に組み込み、表面抗原タンパクを作らせて、これをワクチンにしました。

病原体の一部を使うので、サブユニットワクチンというワクチンに分類されます。すでに述べたように、サブユニットワクチンは「生ワクチンではない」ので、不活化ワクチンと同じように考えてよいと思います。

Ｂ型肝炎ウイルス同様、血液や性行為で感染する肝炎ウイルスに、Ｃ型肝炎ウイルスがあります。こちらのワクチンは完成していないのですが、効果的な治療薬ＤＡＡがあり、完治するケースが多くなりました。

ワクチンが完成するかどうかは分かりませんが、治療薬の活用で、Ｃ型肝炎も撲滅できる可能性のある疾患です。

どんな方法であれ、役に立てばそれでよいのです。

資料25　B型肝炎ワクチン接種による感染者数の激減

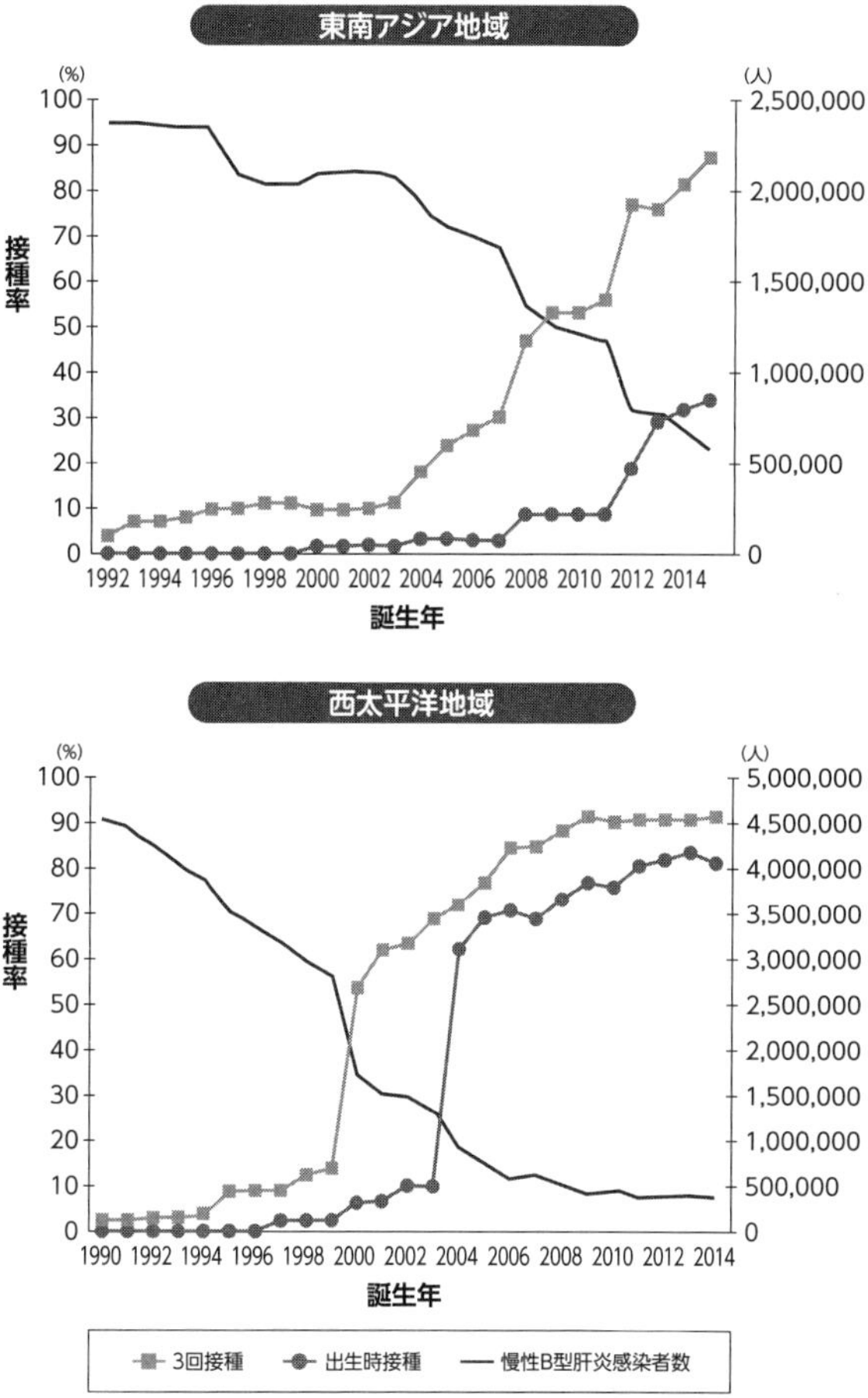

出所：Why CDC is Working to Prevent Hepatitis B Globally. 2022. CDC.
https://www.cdc.gov/globalhealth/immunization/diseases/hepatitis-b/why/index.html

A型肝炎ワクチン

A型肝炎は、名前こそB型肝炎に似ていますが、かなり異なる病気です。

A型肝炎ウイルスは口から感染するウイルスで、水や食べ物の汚染が原因になります。特に途上国で問題になる感染症ですが、国内での発生もあります。糞便《ふんべん》に存在するこのウイルスは、アナルセックスでも感染するため、特に男性同性愛者（ＭＳＭ）でリスクとなります。

A型肝炎は４類感染症で、全例報告義務があります。２０１８年は国内で９２５例の報告がありました。男性が９割以上で、特にＭＳＭでの感染が多かったので、性交渉による流行だと考えられます（＊89）。

国内で販売されているA型肝炎ワクチン（エイムゲンなど）は不活化ワクチンです。よって、筋注が基本です。０カ月、１カ月、６カ月で3回の接種が基本スケジュールです。B型肝炎ワクチン（ビームゲンなど）と同じスケジュールで提供できるので便利です。これ、昔は12カ月後に3回目接種だったように記憶していますが、手元に当時の情報がありません。どなたかご存知でしょうか。

日本ではA型肝炎ワクチンは任意接種で自費になります。

さらに海外では、A、B両方入ったワクチンも販売されていて便利です（Twinrix）。神戸大学病院でも未承認輸入ワクチンとして提供しています。

どうでもいいことですが、ＫＭバイオロジクスの商品名、Ｂ型肝炎にビームゲン、Ａ型肝炎にエイムゲンはナイスだと思います。覚えやすい。わけわかめの商品名作って現場を困らせる会社の皆さんは見習ってほしいワン。まあ、もともとビームゲン、エイムゲンは化血研（一般財団法人　化学及血清療法研究所）が製造販売していたのですが（＊90）。この話は後述します。

国内のＡ型肝炎ワクチンは3回接種が基本ですが、海外のワクチン（Habrix）は力価（一定の効果を発揮するのに必要な薬の量に基づいた薬の強さ）が高くて、1回、あるいは2回接種でＯＫです。こちらも神戸大学病院では提供できます。接種2回で、接種後20年以上経っても97％で抗体価が高いままという優れもののワクチンです。米国では12～23カ月の小児に2回接種が推奨されています。

ちなみに、ＣＤＣのピンクブックによると、２０１８年の米国でのＡ型肝炎報告数は１万２４７４例。日本より断然、多いですね。しかしこれでも、予防接種が導入されてから95％も減っています（＊91）。

ジフテリアワクチン

　感染症の専門家であるぼくも、まだ見たことがない感染症、それがジフテリア。日本では長く発生していないですし、国際的にもかなりまれです。

　ただし、日本でもジフテリアはかつて大量に発生していました。コリネバクテリウム・ジフテリア（*Corynebacterium diphtheriae*）感染は、その本質は「毒」による感染です。ジフテリアの毒は体のいろいろなところに作用し、様々な病気を起こします。ジフテリアは呼吸器の他、脳や心臓など、様々な臓器に病気を起こします。

　ちなみに、ジフテリア菌はヒトの常在菌として、喉などに定着していることがありますが、菌が毒を作っていない限りは病気の原因にはならないので、放っておいても大丈夫です。時々、この手の問い合わせが来ますねー。

　あと、これはクイズにできそうな感じですが、ジフテリアは感染症法の2類感染症です。これは呼吸器感染を起こすと、飛沫によりヒト－ヒト感染するためです。

　それから、「*C. ulcerans*」や「*C. pseudotuberculosis*」という異なる菌も、毒素を作ってジフテリアと同じような病気を起こしますが、これらは猫や犬など、動物から感染し、ヒト－ヒト感染は基本的に起こさないと考えられています。治療はジフテリアの抗毒素（抗体）

や、ペニシリンなどの抗生物質で行なうそうです。……ぼくは見たことがないので、治療したこともありませんが。

国際的にはまだまだジフテリアの流行はあちこちで見られています。一番記憶に新しいのは、ミャンマーからの難民、ロヒンギャのジフテリア・アウトブレイクで、隣国のバングラデシュの難民キャンプで発生しました。ミャンマーは少数民族であるロヒンギャを差別しており、当然の権利であるジフテリアなどの予防接種を提供してこなかったんですね。ひどいなあ(＊92)(＊93)(＊94)。

日本では１９５８年から百日咳と組み合わせたジフテリアのワクチンが、そして１９６４年からこれに破傷風のワクチンが加わり、「３種混合ワクチン」と呼ばれるＤＰＴというワクチンが提供されるようになりました。Ｄはジフテリア（diphtheria）、Ｐは百日咳（pertussis）、そしてＴは破傷風（tetanus）です。

ジフテリアのワクチンは菌に対するものではなく、毒素に対抗するもので、トキソイドと呼ばれます。破傷風のワクチンと同じです。ちなみにジフテリアの抗毒素（抗体）を作ったのは、ベーリングと北里柴三郎です。この話は、すでにしました。

１９９９年以降、日本ではジフテリアの発症事例はありません。が、発症がないのは予防接種のおかげ、という側面はあるわけで、現在も定期接種としてジフテリアのワクチンは提供されています。

現在はＤＰＴに不活化ポリオワクチンを加えた４種混合ワクチン（テトラビックなど）として接種がされています。生後６カ月までに３回、１歳になったら追加接種を受けます。

箱には「皮下注」と書いてありますが、本当におすすめなのは筋注です。しつこいようですが。

11～13歳では百日咳の成分を除いたＤＴワクチン（ＤＴビック）が定期接種で提供されます。ＤＴのジフテリアトキソイド量は、添付文書によると「５Lf以下」とあり、15Lf以下のテトラビックの３分の１程度のようです。Lfとは「limit of flocculation」のことで、トキソイドの量を測る単位です。「flocculation」とは洗浄沈殿のことで、Lfとはトキソイドが抗体と結合した時の沈殿のスピードだそうです。ちなみにＤＴの破傷風トキソイドの量は１Lf以下です。

さて、従来のＤＰＴは抗原による炎症が強すぎて大人には禁忌でしたが、現在の４種混合ワクチンは成人にも接種可能です。幹細胞移植を受けて免疫がリセットされた方などによく使っています。

破傷風のトキソイド（米国のＴｄ：破傷風トキソイドとジフテリアトキソイドがそれぞれ2Lf入っている、日本ではＤＴ）は10年に1回追加のブースターが推奨されています。

海外ではまた、若者の百日咳を防ぐＴｄａｐもあります。これらにはジフテリアのトキソイド（ｄ）が入っています。Ｔｄａｐの抗原量はＤＴＰの6分の1です。米国の大学などに留学に行く時は、日本のＤＴでは認めてくれず、Ｔｄａｐの接種歴が必要なことがあります。したがって神戸大学病院でも、未承認輸入ワクチンとしてＴｄａｐを用意しています（＊95）（＊96）（＊97）。

ジフテリアのトキソイドはとても効果が高く、安全でもあります。が、過去には悲劇もありました。戦後間もない頃はトキソイドをトキシンから作製する技術が十分でなく、トキソイドのつもりがトキシンそのものを注射してしまい、多くの子どもたちが命を落としました（京都・島根ジフテリア予防接種事件。拙著『予防接種は「効く」のか?』参照）。

破傷風ワクチン

破傷風のワクチンは、ジフテリア同様、破傷風の毒（トキシン）を防ぐトキソイドです。

破傷風は破傷風菌（*Clostridium tetani*）が作るトキシンが神経筋接合部にくっつき、筋肉が収縮しっぱなしになるという怖い病気です。破傷風菌は土の中に普通に存在しますが、これが傷口などから入り込むと、破傷風を発症します。動物に噛まれて発症することもあります。

破傷風トキソイドは１９２０年代に開発されました。予防接種法の対象疾患になったのが１９５２年。１９６８年（一部自治体では１９６４年）からは日本ではジフテリア、百日咳とともに「３種混合ワクチン」として使用されてきました。

しかし、小児期の予防接種ではワクチンの効力が落ちるため、10年に1回はブースター接種が推奨されています。が、これは定期接種にもなっておらず、通知のはがきも届かないために多くの方は接種を受けていません。ぶっちゃけ、医療従事者の多くも忘れてしまっています。まじです。

破傷風は年間１００例ちょっとの発症がありますが、多くは高齢者でして、１９５０年代以前で破傷風の予防接種を受けていないとか、ブースターが打たれていないことが原因と考えられます。

破傷風は農作業時のケガや動物に噛まれたなどの外傷がきっかけになって発症します。破傷風で筋肉が収縮しっぱなしになると、横隔膜も収縮、けいれんして呼吸ができなくなったりします（＊98）。横隔膜というのは肺の下にある筋肉で、これが肺を動かしているのです。焼き肉でいうところの「ハラミ」です。ここの筋肉がうまく動かないとピアノが上手に弾けません（嘘です）。ＹｏｕＴｕｂｅで聴くハラミちゃんの演奏は、疲れた時にぼくの心の癒やしとなっています。

破傷風対策の問題点は、先ほども申しましたように、10年ごとのブースターが十分になされていないことです。おそらく、ケガをした時に救急外来で破傷風トキソイドの注射、略称「ハトキ」を打たれているくらいでしょう。このプラクティスは救急領域ではかなり定着していると思いますが、逆にいえば、ケガをしたり、動物に噛まれたりしなければ、「ハトキ」接種のチャンスはないのです。

小児の予防接種に比べ、成人の予防接種制度の充実や普及が不十分なのが、日本の（たくさんある）弱点の1つです。せっかく、新型コロナで「大人だってワクチンを打つ」が常識化したわけなので、これを奇貨として破傷風対策もしっかりしたほうがよいでしょうね。

百日咳ワクチン——全細胞型から無細胞へ

3種混合ワクチン、ＤＴａＰに入っている最後のワクチンは百日咳ワクチンです。

百日咳、とはすごい名前ですよね。その名の通り、１００日間も咳が続くという意味で付けられた病名です。

病原体は「*Bordetella pertussis*」です。グラム陰性桿菌《かんきん》という細長い形の細菌です。「*pertussis*」というのは百日咳を意味する英語でもあります。

百日咳はまじでやばい病気でして、日本でもかつては毎年10万人以上の患者が報告されていました。咳が出すぎて呼吸ができなくなるのです。

先にも触れたワクチンのバイブル的教科書『Plotkin』によると、ワクチン以前の時代では小児はすべて百日咳に感染していたようです。その小児では重症化しやすく、呼吸困難のために多くの子どもが命を落としていました。

3種混合ワクチンのおかげで、百日咳で亡くなるお子さんが（ほぼ）いなくなったのは本当に素晴らしいことだと思います。

ただし、この百日咳ワクチンは小児期だけ打っていると、免疫が落ちてきて効力が落ちてきます。青少年になると「治らない長い咳」として百日咳が流行します。これは小児の百日咳と違って命取りにはなりにくいのですが、ずっと咳が止まらないのでとても鬱陶しい。

よって、海外では11歳からＴｄａｐと呼ばれる百日咳の追加ワクチンを接種しています。

この話は、すでにしました。

時に、なんで3種混合ワクチンはＤＴａＰというふうに「ａ」がついているのでしょう。ジフテリア（diphtheria）、破傷風（tetanus）、百日咳（pertussis）ならばＤＴＰでいいじゃん。そう思いませんか。

実際、3種混合ワクチンは、かつてはＤＴＰと呼ばれていました。ＤＴＰの歴史は古く、全細胞型の百日咳ワクチンが米国で承認されたのが１９１４年、ジフテリアと破傷風を組み合わせたＤＴＰができたのが１９４８年のことです。

全細胞型（whole cell vaccine）というのは、百日咳菌の菌体全部を使ったワクチン、という意味です。

細菌は単細胞の生物です。え？　あなたもそうですって？　そういう意味じゃなくて、医学的に「単細胞」とは、細胞が1個でできている生物なのです。細菌は、細菌＝細胞（1つの細胞）なのであり、その菌体全部を使って作るワクチンだから全細胞、というわけです。

しかし、この時のワクチンは副作用が多かったのが問題でした。局所の炎症が起きやすかったですし、重症化すると脳症が起きたりしました。

そこで日本では１９７５年に百日咳予防接種がいったん、中止になりました。しかし、

（予想通り）接種中止後に百日咳患者が増加し、１９７９年には１万３０００の症例が報告され、死亡者も20名発生しました（＊99）。

日本でも海外でも、全細胞型ではない、というか菌体細胞を使わないワクチン、すなわち無細胞ワクチンが開発されるようになりました。

無細胞を英語でいうと、「acellular」。「cell」は「細胞」ですが、接頭辞に「a」がつくと「細胞じゃない」になるのです。接頭辞の「a」はギリシャ語で「否定」の意味です。「tom」は「切る」を意味しますが、「atom」となると、「これ以上切り分けられない」……すなわち「原子」となるのです。

つまり、ＤＴａＰの「a」は、無細胞「acellular」の「a」を意味しているのですね。最初に無細胞ワクチンを開発したのは日本人の佐藤《さとう》勇治《ゆうじ》たちでした。百日咳菌の抗原であるヘマグルチニンなどを使ったワクチンでした。メーカーは武田薬品だったので「タケダ・タイプ・ワクチン」と呼ばれていたそうです。微生物研究所（微研）も同様のワクチンを開発し、こちらは「ビケン・タイプ・ワクチン」と呼ばれました。

その後、海外のサノフィパスツールなども同様のワクチンを開発し、百日咳ワクチンは無細胞の時代に突入しました（＊100）（＊101）。

このころは、日本はワクチン開発国としてトップを競う立場にいたのですね。後年、新型コロナ問題が起きた時に、武田薬品をはじめ日本のメーカー、研究所などのワクチン開発がすべて頓挫《とんざ》してしまったことを考えると、その没落ぶりは悲しいものがあります。もっとも、武田は後述のように優れたデングワクチンを開発したりしているので、ぜひ日本のメーカーも頑張ってほしいと思います。

ところで、現在でも全細胞型の百日咳ワクチンは使われています。副作用があるとはいえ、大多数の人には安全に使うことができますし、とても安価だからです。世界的には、まだまだ百日咳は大問題なのです。そして、病気のリスクが非常に高いところでは、副作用のリスクの「意味」は相対的に下がっていくのです。

「whole cell vaccine」の「ｗ」をとって、現在、全細胞型のワクチンを使ったＤＴＰはＤＴｗＰと書きます。これにインフルエンザ菌タイプｂのワクチンＨｉｂ、さらにＢ型肝炎ワクチンを加えた「5種混合ワクチン」が世界中で使われています。

日本では、ＤＴａＰに不活化ポリオを加えた「4種混合ワクチン」が用いられています。小児で生後3カ月（2カ月から可能）、4カ月、5カ月で3回、さらに1歳で4回目を接種します。そして、11歳から、百日咳を除いた「ＤＴ」ワクチンを1回打ちます。

海外では4～6歳で5回目のＤＴａＰの追加接種、さらに11歳からＴｄａｐの追加接種が行なわれます。これで青少年の百日咳を予防するのです。

なお、しつこいようですが、ＤＴａＰは不活化ワクチンなので、本来は筋注が「正解」です。日本のＤＴａＰはなぜか皮下注になっていますが、理論的には筋注のほうがよく効きますし、局所の腫れなども筋注のほうが少なくてより安全です。

ＤＴａＰはＤＴｗＰに比べて「腫れにくい」のですが、それでも他のワクチンに比べると局所の炎症は大きく、患者さんが「痛い」と苦情を訴えることの多いワクチンです。せめて、正しい筋注で接種して、少しでも患者さんの苦痛を軽減するのがプロの責務だと思います。せっかく日本で開発したワクチンなのに、使い方が世界標準に比べて遅れているのは、残念としかいいようがありません。

ポリオワクチン

ポリオはポリオウイルスによる感染症で、口から感染します。脊髄炎という、背中に走っている神経に炎症を起こします。いわゆる「小児麻痺」の原因として有名です。

ポリオのワクチンも4種混合ワクチンに入っています。ＤＴａＰ－ＩＰＶと呼ばれますが、このＩＰＶがポリオワクチンです。「inactivated polio vaccine」の略です。「inactivated」、つまり「不活化」ワクチンです。

ポリオのワクチンは、生ワクチンと不活化ワクチンの２種類があります。どちらも米国の学者が開発しました。前者を開発したのはアルバート・セービン、後者を開発したのがジョナス・ソークです。生ワクチンは口から飲む「経口ワクチン」なので、「oral polio vaccine」、ＯＰＶと略されます。不活化がＩＰＶ、生ワクチンがＯＰＶです。

不活化ワクチンを開発したソークは、ロシア系ユダヤ人の両親から生まれ、ニューヨーク大学医学校に進学します。

ニューヨーク市にお住まいになった方はご存知と思いますが、あそこにはロシア系ユダヤ人がとてもたくさん住んでいます（特にブルックリンあたりに）。

慶應義塾大学法学部の柳沼久美子さんの論文によると、19世紀終わりから20世紀初めにかけて、２００万人以上のロシア系ユダヤ人がニューヨークに移民としてやってきました。帝政末期にユダヤ人に対する迫害や虐殺、いわゆる「ポグロム」が複数回発生したためです。さらに１８８２年にユダヤ人の経済活動などを制限する「五月法」が施行され、ユダヤ人は移民となって国外に逃れる選択を強いられたのです（＊102）。

1947年からソークはピッツバーグ大学で小児麻痺（ポリオ）の研究をし、不活化ワクチンを開発しました。晩年にはエイズのワクチン開発の研究もしていたそうです。ソークは1995年に80歳で亡くなっています。

生ワクチンを開発したセービンは、現在のポーランド——当時はロシア領でした——で1906年に生まれます。

やはりポーランド系ユダヤ人だったために、セービン一家は迫害され、1921年に米国に移住します。ソークと同じくニューヨーク大学を卒業した彼は、ロンドンのリスター予防医学研究所、ニューヨークのロックフェラー大学、さらにシンシナティ小児病院で研鑽《けんさん》を積み、ワクチン開発に取り組みました。そしてポリオの生ワクチンを開発するのです。セービンは1993年、86歳で亡くなりました（＊103）。

医学生のころ、微生物学の勉強をしている時、ぼくはソークとセービンのどちらが生ワクチンで、どちらが不活化ワクチンを開発したのか覚えられなくて難渋していました。こういう「丸暗記」が昔から苦手なんです（笑）。セービンは命を「savin'」してるから、生きている生ワクチン、と無理やり語呂合わせで覚えました。我ながら、悪くない覚え方だと思います（笑）。

拙著『予防接種は「効く」のか?』をお読みいただいた読者の方なら、このソークとセービンが関わったワクチン失敗の物語をご記憶かもしれません。ポリオのワクチンで大成功を収めた両人でしたが、他のワクチンでは大失敗したのです。それが「豚インフルエンザ」のワクチンです。

1976年、米国では豚由来の新しいタイプのインフルエンザウイルス感染が発生し、国中がパニックに陥りました。時のフォード政権は、全国民にこのインフルエンザに対するワクチン接種を遂行することを決定、この決定を支持したのが、「感染症界のレジェンド」であるポリオワクチンの開発者、ソークとセービンだったのです。

ところが、この決定は大失敗。ワクチンにはギラン・バレー症候群など不都合な副作用が複数発生しましたし、当の「新型」インフルエンザは少しも流行しませんでした。予防接種事業は米国国民の健康に害をもたらしただけで、利益はなかったのです。予防接種の歴史における、最大の失敗事例の1つです。

日本でのポリオ流行と対策——成功とその後の失敗の歴史

『予防接種は「効く」のか?』ではまた、日本におけるポリオ流行とその対策のエピソードも紹介しています。こちらは「成功」のエピソードです。

1960年に日本でポリオが大流行、日本ではすでにソークの不活化ワクチンを導入していましたが、ソークの不活化ワクチンは効果が相対的に低く、ポリオの流行を止めることができませんでした。

当時のソビエト連邦（現在のロシア）では、ポリオの生ワクチンが開発されており、日本にも寄贈が打診されます。しかし、世界は当時冷戦のさなかにあり、「西側」に属していた日本は米国などに配慮しました。ソ連からの申し出を「はい、はい」と受け入れる立場にはありませんでした。

しかし、ポリオの流行は広がります。当時、日本ウイルス学会など専門家集団は、自国産のワクチン開発に固執して海外からの輸入には消極的でした（この悪い習慣は21世紀になるまで続きます）。厚生省は生ワクチン導入のために通称「生ワク協議会」を作り、臨床試験を計画しましたが、ポリオの流行はさらに進みました。

この時、第二次池田内閣で厚生大臣だった古《ふる》井《い》喜《よし》実《み》は、ソ連からの生ワクチンの緊急輸入を決定しました。これにより日本のポリオは激減したのです。

古井大臣が「責任はすべて私がとる」と言ったのは有名な話です。最近の政治家が「すべて秘書のせい」「全部、官僚のせい」と、責任を部下になすりつけてトカゲの尻尾切りをするのがデフォルトになっていることを考えると、隔世の感を禁じえません。

基本的に、生ワクチンのほうが不活化ワクチンよりも効果は高い傾向にあります。日本のポリオ流行とその対策では、生ワクチンの不活化ワクチンに対する優秀さがモロに出たものです。

ただし、この話には続きがあります。

そんなこんなで、1964年から日本の定期接種は、不活化ワクチンから生ワクチンに切り替えられます。

しかし、生ワクチンには生ワクチンの欠点があります。「生」、すなわち「生きている」ワクチンなので、まれにワクチンそのものが人体内で増殖して病気を起こしてしまうのです。ポリオの生ワクチン自体が、まれにポリオのような「麻痺」を起こしてしまうのです。

その後、日本で、そして世界中でポリオは激減しました。ポリオという感染症のリスクが激減すると、相対的に生ワクチンの副作用であるワクチンによるポリオのリスクが目立つようになります。この「相対的」という言葉を理解するのがとても大事です。

日本では自然界のポリオがまったく報告されなくなったにもかかわらず、ワクチン関連のポリオが報告され続けました。自然感染が減ったせいで（おかげで）、ワクチンの副作用のほうが「相対的に」大きな問題になってしまったのです。

そこで、日本では再び生ワクチンに代えて不活化ワクチン（ＩＰＶ）が導入されることになりました。２０１２年のことです。米国で生ワクチンが廃止され、不活化ワクチンに切り替わったのは２０００年のことです。本来だったらもっと早くＩＰＶに移行しておくべきでしたが、米国から10年以上も遅れてしまったのです。

ここでも日本では予防接種に関する意思決定の遅れが目立ちました。いつも遅いんだよなー。新型コロナの時だけは、早かったけど。

古井大臣のような「英断」は日本では超稀有なことなのです（＊104）。

海外では、ＤＴａＰ－ＩＰＶ－Ｈｉｂの5種混合ワクチンが使われていますが、日本でもこれがようやく承認されました（２０２３年3月28日）。接種回数が減るのでとてもよいことだと思います。

5種混合ワクチン「ゴービック」は、従来の「テトラビック」にＨｉｂを加えたものですが、これまでの「皮下注」ではなく、「筋注」を認めるものになりました。大きな前進です。

しかし、これまで「トリビック」「テ[illegible]語由来の数字読みでしたが、ここにきて「ペンタビック」ではなく、急に日本語の「ゴービック」。戦隊モノの影響でしょうか（笑）。次に6種混合ワクチンができたら「ロクビック」ではなく、「ヘクサビック」になるとは思いますけどね（笑）。

麻疹ワクチン

日本は長年、麻疹に苦しめられてきましたが、近年は制圧に成功しています。

ぼくが米国で内科研修医になった１９９８年、日本人観光客が「謎の発熱と皮疹」で救急外来を受診しました。「言葉が分からないから通訳しろ」と言われて、救急センターに行ったのですが、目が充血しており、口腔粘膜には典型的な「コプリック斑」と呼ばれる斑点がありました。

「これ、measles（麻疹）じゃないですかね」

と言ったら、「おお、すごい。ケンタローはこんなまれな病気を診断できるのか」と驚かれたことがあります。この時、すでに米国では麻疹は「まれな病気」だったのでした。そして当時、日本では麻疹はまだ「よくある病気」だったのです。喜んでいいのやら、情けなく思うやら、で複雑な気持ちだったのを覚えています。

江戸時代には日本は麻疹に繰り返し苦しんできました。多くの方が麻疹で命を落としていました。１９６６年に麻疹ワクチンの提供が始まり、１９７８年に定期接種に組み込まれるようになりました。

１９８９年には風疹、ムンプスとの３種混合ワクチン、ＭＭＲ（measles, mumps, rubella）が導入されましたが、ムンプスのワクチンによる副作用、無菌性髄膜炎が問題になり、１９９３年にはＭＭＲ接種は中止。厚生省が訴訟で敗訴したこともあり、これが日本が予防接種行政に消極的になる大きな転機になりました（＊105）。

その後、日本では毎年数十万人規模の感染が続いていました。ぼくが米国での「まれな病気」麻疹を見たのもこの頃です。

そしてようやく、麻疹ワクチンの「1回接種」が行なわれるようになりましたが、麻疹ワクチンは2回目の追加接種が必要です。２回接種が行なわれるようになったのが２００６年、その後やっと日本の麻疹患者数は減少に転じます。

２００８年からは、接種の機会を失っていた中学生や高校生への追加接種がなされます。本当ならば、接種機会を失っていた人すべてにワクチンの機会を提供（キャッチアップ）すべきだったのですが、このころからすでに日本では、キャッチアップ制度への執拗なまでの抵抗感をあらわにしていました。

いずれにしても、ここから日本は麻疹を見事に制圧し、２０１５年には世界保健機関西太平洋地域の排除認証委員会から、麻疹排除状態の認定を受けます。２０１９年には数百例規模で麻疹の報告がなされましたが、その後、日本では麻疹の流行は起きていません（＊106）（＊107）。

海外でも、麻疹対策の進歩がありました。２０００年から２０１８年にかけて、麻疹による死亡は73％低下しました。

それでもまだ、年間14万人以上の方が麻疹のために命を落としています。麻疹も「ヒト－ヒト感染」する感染症で、かつワクチンがとても効果的です。ですから、理論的には撲滅可能な感染症だと思っています。撲滅してほしいなあ（＊108）。

日本でいくら麻疹排除状態を維持していても、海外での流行が終わらない限り、また国内に麻疹ウイルスは持ち込まれてしまうでしょう。よって、今後も麻疹ワクチン接種を継続して免疫を高く保つ必要があります。世界から麻疹がなくなるまで。

風疹ワクチン

風疹は妊婦の感染が特に問題になり、新生児の先天性風疹症候群（ＣＲＳ：先天性心疾患、難聴、白内障などの症状を起こす）の原因となります。

しかし、風疹ワクチンは生ワクチンなので、妊婦への接種は原則禁忌です。よって、「妊娠する前」に風疹ワクチンを接種するのが大事なのです。同様に、パートナーである男性の接種、免疫状態の維持も重要です。

日本では、昔は風疹ワクチンは女性（中学生）にのみ提供していました。それが１９７７年から１９９５年までです。ちょうど、今のＨＰＶワクチンのような感じですね。１９９５年からは現行のように、生後12カ月以降の男女が接種対象になりました。２００６年からは麻疹ワクチンとの混合ワクチンであるＭＲワクチンの２回接種となります。

１９９０年代までは定期的に大流行していた風疹ですが、上記の予防接種制度の改善により、流行の規模はだんだん小さくなりました。しかし、２００４年、そして２０１３年には風疹の大きな流行があり、前者で10例、後者で32例の先天性風疹症候群が報告されるに至りました。２０１９年にも数千人規模の風疹の流行が起きました。

新型コロナウイルスのパンデミック以降は風疹の流行は起きていませんが、小規模な発生は続いています。今後、感染対策が緩和されたら、また風疹の流行は起きる可能性が高いです(＊109)(＊110)(＊111)。

時に、風疹ワクチンは1回打てば、十分な免疫がつくんじゃないか、という議論がなされてきました。抗体検査を見ても、何年も免疫が維持されるので、その可能性が高いとぼくは思います。

ただ、海外ではＭＭＲ、国内ではＭＲワクチンの2回打ちが圧倒的に定着して、そして風疹対策もうまくいっちゃってるので、この問題は、うやむやというか、「まあ、あんまり気にすることではないか」的な雰囲気になっています。

成人の患者さんで風疹ワクチンを1回接種しかしていない方、かつ抗体検査陽性の場合に、追加接種が必要かどうか。科学的にいえば「はっきりしたことは分からない」ので、患者さんとの相談が必要だと思います。「バイブル」の『Plotkin（第7版）』には次のように書いてあります。証明こそされていないけど、要らないかもね、でも、多くの人は結局2回目受けちゃうしねって感じだと思いました。

In summary, the need for a second dose of rubella vaccine is unproven. The rare cases of rubella occurring in the United States are in unvaccinated persons, without signs of spread to the general population and suggest that a second dose of rubella vaccine may not be needed. Although titers decrease with time, high rates of seropositivity are maintained. Indeed, considering the long incubation period of rubella (14 to 21 days) an anamnestic response in vaccinees after exposure may offer sufficient protection, making the presence of detectable antibodies at the time of exposure unnecessary. However, the routine indication for a second dose of a measles-containing vaccine, the general use of combination vaccines containing rubella for that purpose, the innocuousness of a second dose of rubella vaccine, the success of two-dose national strategies in eliminating rubella, and the need to maintain protection during the years of childbearing all argue for a two-dose schedule.

〔日本語訳〕要約すると、風疹ワクチンの2回目の接種の必要性は証明されていません。米国で風疹が発生するまれなケースは、ワクチン接種を受けていない人に発生しており、一般人口に広がる兆候はなく、風疹ワクチンの2回目の接種は必要ない可能性があることが示唆されています。力価は時間とともに減少しますが、高い血清陽性率は維持されます。実際、風疹の長い潜伏期間（14～21日）を考慮すると、曝露後のワクチン接種者の既往反応が十分な防御を提供する可能性があり、曝露時に検出可能な抗体の存在は不必要となります。しかし、麻疹を含むワクチンの2回目の接種が日常的に必要であること、その目的での風疹を含む混合ワクチンの一般的な使用、風疹ワクチンの2回目の接種の無害性、風疹撲滅における2回接種の国家戦略の成功、出産後何年間も保護を維持する必要性などから、2回の投与スケジュールが推奨されています（グーグル翻訳）。

　喉元過ぎれば熱さを忘れる。日本では麻疹ワクチン、風疹ワクチンの接種率が低下傾向です。外国ではモルディブなどで麻疹が流行しており、油断するとすぐに国内流行につながってしまいます。要注意です（＊112）。

　ところで、日本環境感染学会が「医療関係者のためのワクチンガイドライン」を出しています（http://www.kankyokansen.org/modules/publication/index.php?content_id=17）。ここでは、医療従事者が感染者たる患者からの感染から身を守るために必要なワクチンを紹介しています。

で、麻疹、風疹、水痘、ムンプスについては、血液の抗体検査で陰性なら2回接種、陽性なら接種不要としていますが、抗体価があまり高くない場合は「1回だけ接種」を推奨しています。

ぼくが知る限り、このようなプラクティスを推奨している国は他にありませんし、推奨する科学的根拠も乏しいと思います。

確かに、1回接種という選択肢があれば、出費も手間も省けるので、という便利さはありますが、堅牢なエビデンスがない以上、「原則2回、場合によっては1回を許容」くらいにしておいたほうがよいと思います。

あと、本来、こうした麻疹、風疹、水痘、ムンプスは、母子手帳の予防接種記録が重要で、過去にちゃんと接種していれば、血液検査による抗体検査は「不要」です。大事なのは細胞性免疫であり、液性免疫を評価する抗体価が下がっていても、免疫はあると考えられるからです。

ところが、この母子手帳の記録を無視して抗体検査を行ない、「さらにワクチンが必要」と勘違いしている医療機関はとても多いです。

また、ワクチン接種後の抗体検査も、本来は推奨されていないのですが、このような余計な検査をやって「抗体価が足りない」とさらにワクチンを打っているところもあります。ちゃんとガイドラインを読んだり、専門家に相談して予防接種は行なうべきで、素人の生兵法は大怪我のもとです。

ちなみに、Ｂ型肝炎ワクチンは、接種後の抗体検査が推奨されている（稀有な）ワクチンなので、話はとてもややこしいですね。だからこそ、文献や専門家は活用せねばならないのです（本書も大事！）。

ムンプス（おたふく風邪）ワクチン

ほっぺたが膨《ふく》れる急性耳下腺炎。おたふく風邪とも呼ばれますが、我々の間では「ムンプス（mumps）」でよく知られています。

日本ではＭＭＲワクチン導入まで定期的に流行していましたが、１９８９年のＭＭＲワクチン導入で患者は激減、その後、１９９３年のＭＭＲ中止から再び患者が増加しました。その後は、２００６年、２０１０年、２０１６年に流行が起きましたが、新型コロナ以降は報告が激減しました。感染対策が緩和されたら再び流行するかもしれない感染症の１つです（＊113）（＊114）。

現在、ムンプスワクチンは任意接種になっていますので、多くの方はムンプスのワクチン接種を受けていません。

日本では近年、ムンプスの流行がありませんから「ラッキー」な状況が続いていますが、米国ではムンプスの流行が最近、何度かあり、このワクチン接種に積極的になっています。２回の接種では効果不十分とのことから、３回接種のほうがよいのでは？　という議論も最近はされています。

ムンプスは大学生など、若い世代で流行しやすいのですが、重症化すると髄膜炎を起こしたりしますし、男子の精巣炎の原因、ひいては不妊の原因にもなります。予防は重要です（＊115）（＊116）（＊117）。

水痘／帯状疱疹ワクチン

ぼくが２００４年に帰国した時、日本では水ぼうそう（水痘）が普通に流行していました。病院付属の保育園で何度も流行したりして、「うーん、日本はまだまだ予防接種後進国だなー」と嘆息したものです。空気感染する水痘は非常に流行しやすいのです。

そして、こういう感染症を制圧するためには、ワクチン接種が最も効果的です。

資料26　水痘小児科定点報告
（年別定点あたり報告数〔2000年～2021年第26週〕）

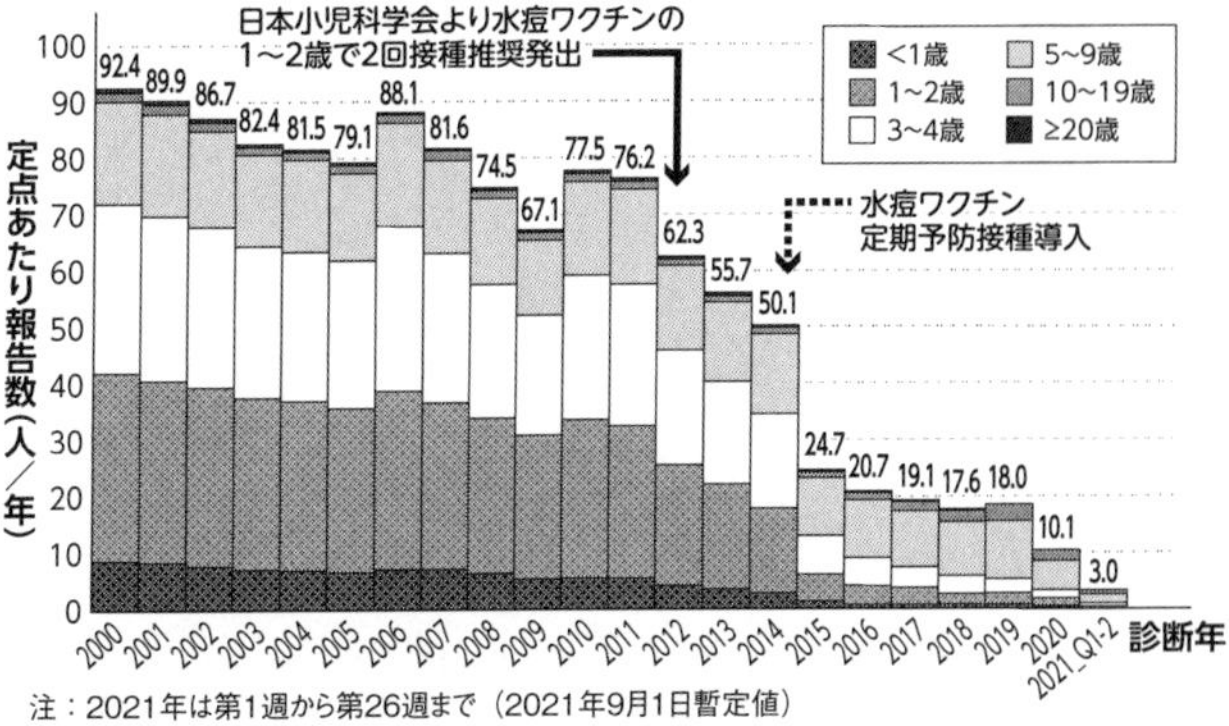

注：2021年は第1週から第26週まで（2021年9月1日暫定値）
出所：「水痘ワクチン定期接種化後の水痘発生動向の変化～感染症発生動向調査より・2021年第26週時点～」国立感染症研究所
https://www.niid.go.jp/niid/ja/varicella-m/varicella-idwrs/10892-varicella-20220113.html

そもそも、水痘ワクチンを開発したのは日本人です。「Oka株」として知られるワクチンは世界中で活用されています。その後、韓国でも同様のワクチンが１９８０年代に開発され（Sudu Vax）、この２つだけが現在、世界で使用されている水痘ワクチンです。

百日咳の無細胞ワクチンもそうでしたが、日本は自国の研究者が開発したワクチンを十分に活用できていません。水痘ワクチンが小児の定期接種に組み込まれたのは、なんと２０１４年のことです。それまで日本では水ぼうそうは「かかっても仕方がないもの」と、ほぼゼロ対策状態だったのです。

ようやく水痘ワクチンが普及して、最近は保育園でのアウトブレイクもなくなりました。

小児の水ぼうそうも「見なくてよい病気」になってきました。

米国で水痘ワクチンが推奨されるようになったのは１９９５年ですから、やはり日本はここでも何周も遅れた残念な展開なのでした。

ちなみに、Oka 株の「岡」とは、患者さん（患児）の名前からとったそうで、開発者の名前ではないとのことです。ぼくも本書執筆に際して調べるまで知りませんでした（＊118）（＊119）。

米国では麻疹、風疹、ムンプスに加えて水痘ワクチンを入れた「ProQuad」という製品（ＭＭＲＶワクチン）も出ています。注射回数が減っていいですね。ちなみに筋注でも皮下注でもＯＫです。また、水痘ワクチンはやはり Oka 株が入っています（＊120）。

さて、水痘は一度発症、治癒しても、水痘ウイルスは体内に残っています。そして、時間が経ってから、「帯状疱疹」として再活性化するのです。１つのウイルスが２種類の病気を時間差で起こすというわけです。

この帯状疱疹のワクチンもあります。１つは例の Oka 株を使った生ワクチン。もう１つは不活化ワクチンのシングリックスで、こちらは比較的最近導入されました。厳密には「不活化」ではなく、組み換えＤＮＡ技術を用いたサブユニットワクチンです（前述）。まあ、いいんですけど。

任意接種なので、どちらも自費になります。自治体によっては費用の一部助成があるようですが。

一般的には生ワクチンのほうが不活化ワクチンよりも効果が高い傾向にあるのですが、なぜか帯状疱疹ワクチンだけは不活化ワクチンのほうが効果が高いです。もちろん、免疫抑制のある方でも接種可能ですから、そういう意味でもこちらのほうがおすすめです。米国ではすでに生ワクチンのほうは販売中止になっています。

ただ、シングリックスは値段が高くて、2回接種しなければならないのが難点です。日本の不活化ワクチンにしては珍しく「筋注」です。

不活化のワクチン、シングリックスは、グラクソ・スミスクライン社の製品です。海外のワクチンは、おおむね原則に忠実なんですよねー。日本のメーカーも頑張れ。

帯状疱疹ワクチンは、原則として50歳以上の方に推奨されています。ぼくも51歳なので打たなければならないんですが、なんだかんだ忙しくて、まだ打てていません。打たねば(*121)。

＊追記　校正段階で52歳になりましたが、無事に帯状疱疹ワクチンの1回目を受けました。ぼくの場合は、結構高い熱が出たり、体中痛かったりで大変でした。が、同じワクチンを受

けたぼくの患者さんは「特に何も起きなかった」とおっしゃるので、個人差が大きいようですね。

日本脳炎ワクチン――海外ではいまだに苦しむ人が多い病気

日本脳炎ウイルスは現在も日本に存在します。豚の体の中にいて、コガタアカイエカという蚊を介して人間に感染します。

それでも、日本脳炎？　なにそれ？　と多くの日本人がその存在を忘れてしまっているのは、ちゃんと予防接種を打って身を守っているからです。

海外では日本脳炎に苦しむ人はとても多いです。ベトナムなどアジア諸国で流行するこの感染症は、世界保健機関（ＷＨＯ）によると、毎年７万人近くの患者を発生させています。確たる治療法は存在せず、死亡率は30％程度、また、３～５割の患者では、永続する神経障害を起こします（＊122）。

日本脳炎ワクチンは不活化ワクチンで、３歳から３回接種します。１～４週間後に２回目、さらに１年かけてから追加接種するのが一般的です。添付文書上は皮下注と書かれていますが、不活化ワクチンなので筋注のほうがベターでしょう。

資料27　日本脳炎ワクチンの接種のお知らせ（札幌市ホームページ）

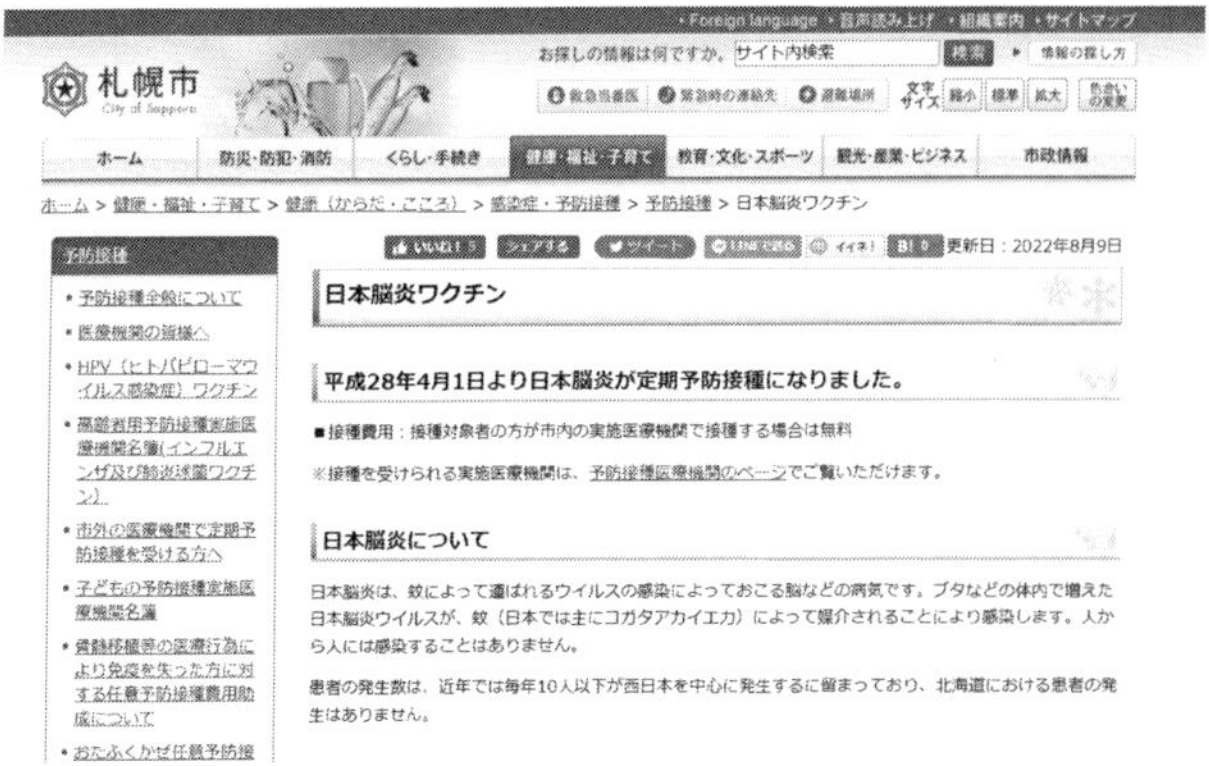

出所：https://www.city.sapporo.jp/hokenjo/f1kansen/nihonnnouen.html

ちなみに海外の添付文書ではちゃんと「筋注オンリー（intramuscular administration only）」と書かれています（＊123）。

北海道では長年、日本脳炎ワクチンが提供されていませんでしたが（コガタアカイエカは生息していなかった）、北海道の人が本州以南に行かないという保証はどこにもなく、そして温暖化によって日本脳炎を媒介する蚊も北上しかねない……というわけで、2016年からは、北海道でもちゃんと日本脳炎ワクチンが提供されるようになりました（資料27）（＊124）。

余談ですが、このホームページを見てぼくが不満に思ったことが2つ。

1つは、年号だけ書かれていて、西暦が併

記されていないこと。ぼくは基本的に仕事では西暦しか使いません。本書でも西暦のみの表記で書いていますが、いちいち年号を西暦に直すのが面倒くさいです。どうして日本は中央も地方も、ユーザーの便宜に配慮して文書を作れないのでしょうか。

もう１つ、このホームページで不満なのは、今まで「必要ない」と解釈されていた日本脳炎ワクチンが、どうして札幌市で必要になったのか、その説明が一切ないことです。

こういう「根拠の説明」、理路の開示は、市民の健康リテラシーを高めるためにもとても重要なのですが、昔ながらの「由《よ》らしむべし知らしむべからず」なお役所対応で、「明日からこうなりますよ」と通知して終わり、というのは感心しません。

成人にもキャッチアップ制度を

あと、ここでは、移行措置として平成21年……って何年やっけ（笑）……そうそう、西暦２００９年以降に生まれた人にも日本脳炎ワクチンを提供することを、アナウンスしています。

確かに日本脳炎は小児に多い病気です。しかし、成人でも日本脳炎が発生するのは疫学調査でも分かっていますし、我々も大人の症例を経験しています。ていうか、日本では「脳炎」で日本脳炎を検査していない病院も少なくありません。見逃し症例も多いのではないでしょうか（＊125）。

日本脳炎は成人してからも発症しうるので、これは不親切。必要な人には誰でも何歳でもワクチンを提供するという「キャッチアップ」という仕組みのほうが望ましいです。

北海道から引っ越したとしても、「キャッチアップ」があれば簡単に他の地域でも接種を受けることができますし（いちいちこのための書類のやり取りなどをしなくて済みます）。ほんっと、日本の役人は「キャッチアップ」という言葉を使うと死ぬ業病《ごうびょう》にでもかかっているのでしょうかね（笑）。

キャッチアップだと予算が……、という役人が多々いることは承知しています。しかし、不測の事態に備えた予算が必要なのは、災害対策、感染対策その他で分かっていることです。新型コロナ対策にあれだけ膨大な税金を使ったわけで、キャッチアップのコストなんて、それに比べたら微々たるものです。

国と国民の安全という、より大きなピクチャー（視野）で判断できる度量のある政治家、官僚はいないものか。っていうか、他の先進国でできていることが、なぜ日本でだけできないわけ？　おかしいやろ。

北海道で生まれた多くの大人が、日本脳炎に対する抗体を持っていません。こういう人たちが九州に引っ越したりしたら、夏場に蚊に刺されて脳炎のリスクが生じるわけです。加えて、日本は海外からの移民をこれから受け入れる社会になるはずです。アジア地域以外の国だと、日本脳炎ワクチンはルーチンで提供されていません。そういう方たちの健康を守るのも大切な責務です。

移民社会の米国で「キャッチアップ」が必須であるように、移民を受け入れつつある移民国家ビギナーの日本でも、キャッチアップ制度は必須です。1日も早く導入しないと、外国人が日本脳炎になって揉めに揉めてから対応、では遅すぎますよ！

髄膜炎菌ワクチン

髄膜炎菌（*Neisseria meningitidis*）は、その名の通り、髄膜炎という中枢神経感染症を起こします。

髄膜炎菌による髄膜炎は、非常に致死性の高い病気で、国際的には大問題ですが、幸い日本には髄膜炎菌は少なく、公衆衛生上の大きな問題にはなっていません。

髄膜炎菌には地域性があり、特に多いのが「髄膜炎ベルト」と呼ばれる地域です（資料28）。

資料28　髄膜炎ベルト（髄膜炎菌性疾患の発生が多い地域）

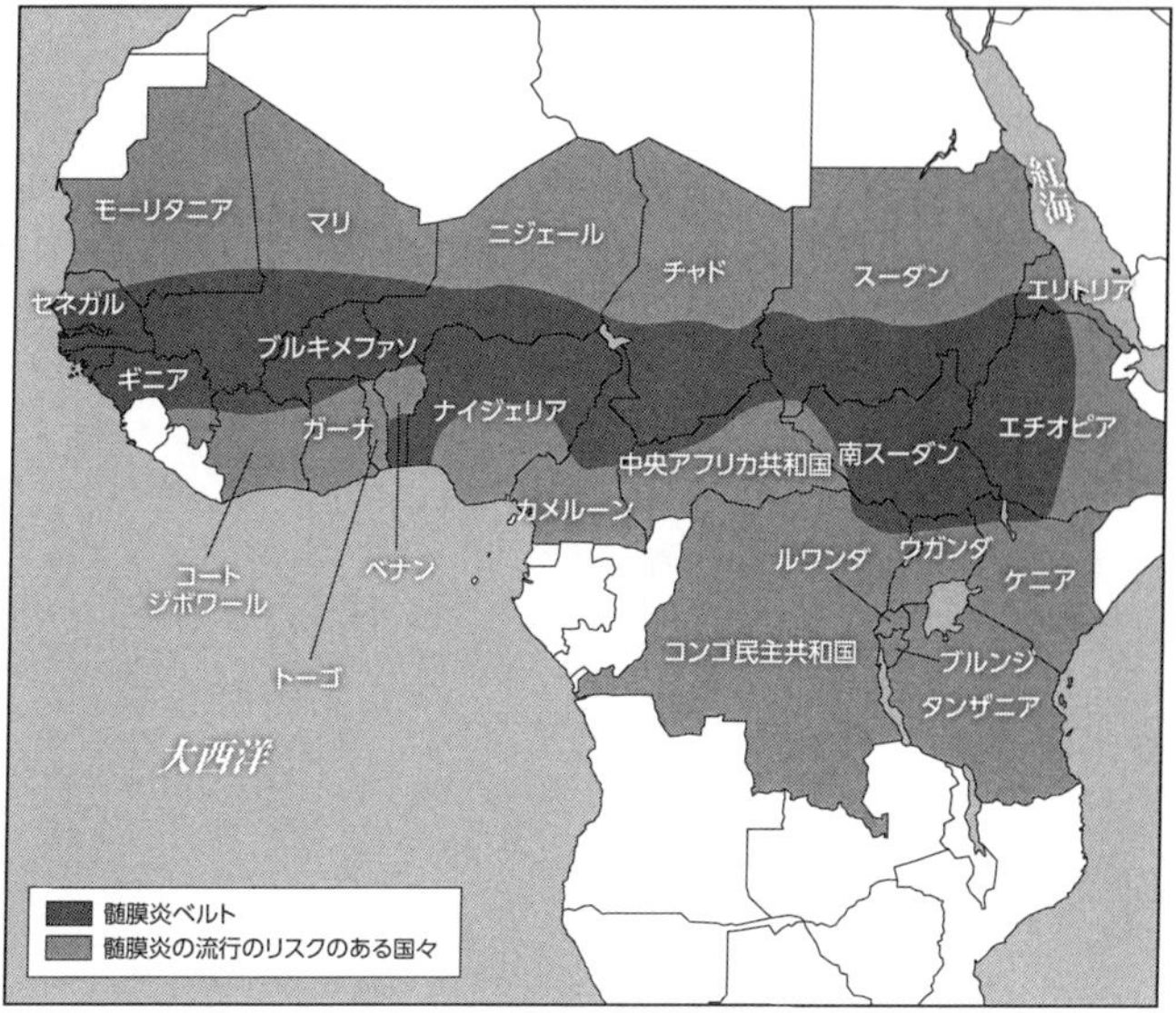

出所：Meningococcal Disease. Travelers' Health. 2022. CDC.
https://wwwnc.cdc.gov/travel/diseases/meningococcal-disease

資料29　髄膜炎菌性髄膜炎患者報告数の推移(1918~2004年)

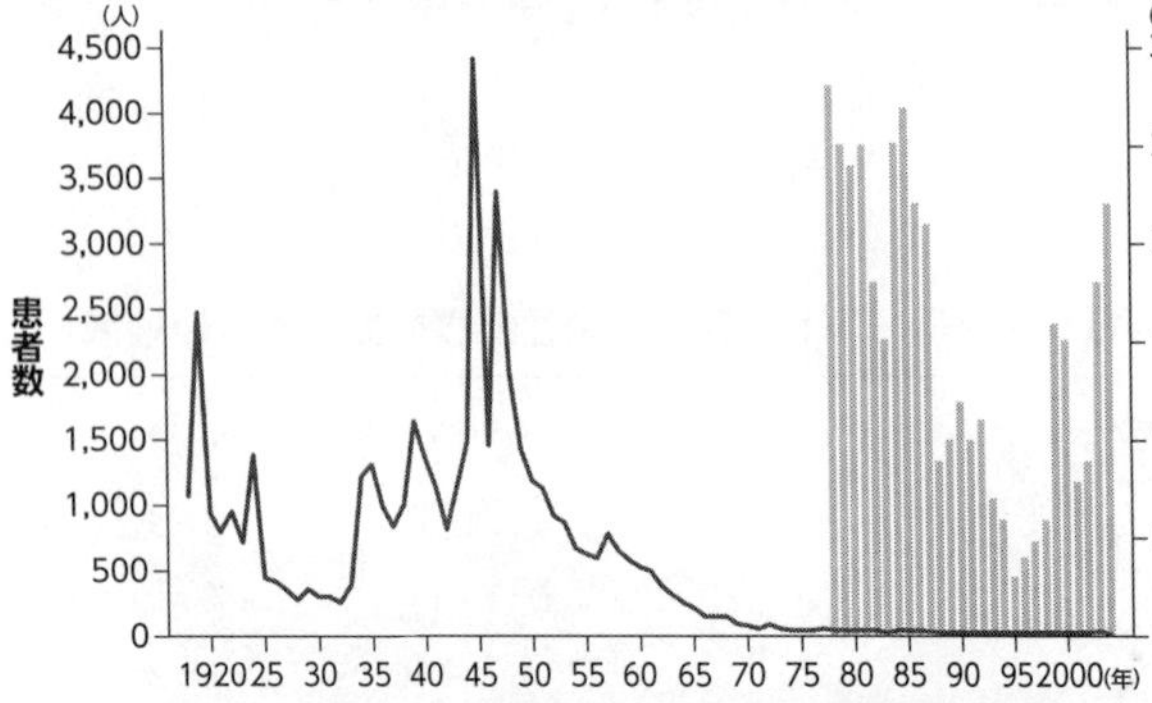

1999年3月までは「伝染病統計」による流行性脳脊髄膜炎患者数
1999年4月からは感染症発生動向調査(2005年1月6日現在報告数)

出所：「髄膜炎菌性髄膜炎とは」国立感染症研究所HP
https://www.niid.go.jp/niid/ja/kansennohanashi/405-neisseria-meningitidis.html

サハラ砂漠以南にある、アフリカ大陸を横断する地域です。特に乾季となる12月から6月にかけて、人口10万人あたり1000例という高頻度で髄膜炎を起こしています。

欧米では髄膜炎菌による髄膜炎発生頻度は、年間10万人あたり0・12~0・13例といったところです。日本は国全体で年間1桁程度しか発生していません。終戦前後は4000例程度あったそうなんですが、なぜこんなに激減したんでしょうね（資料29）。

というわけで、日本では特に髄膜炎菌ワクチンは必要ないことが多いのですが、一部のリスクが高い人たちには重要なワクチンです。

特に問題となるのが、補体の異常を持つ人たちです。「補体」とは液性免疫で活用される重要なタンパク質の一群です。

　近年では医療行為による補体の異常が問題になっています。発作性夜間血色素尿症（ＰＮＨ）と呼ばれる疾患などに用いる治療薬、エクリズマブ（商品名：ソリリス）です。

　ＰＮＨは、補体が赤血球（血液の中の酸素を運ぶ赤い成分）を破壊してしまう病気です。ソリリスは補体のうち、Ｃ５と呼ばれるものに結合し、赤血球の破壊（溶血）を防止するのです。

　しかし、そのために補体による免疫反応も抑制され、補体の作用が特に大きい髄膜炎菌感染症にかかりやすいのです。その発生頻度は一般の人の１０００〜２０００倍といわれています。

　同様のリスクは、やはり補体を阻害し、ＰＮＨなどの治療に用いられるラブリズマブ（商品名：ユルトミリス）にもあります。

　よって、ソリリス使用者においては、髄膜炎菌ワクチンの接種が推奨されます。ソリリス使用期間中は、髄膜炎菌ワクチンは繰り返し接種し続けなければいけません。ＭｅｎＡＣＷＹ（後述）は5年おきに、ＭｅｎＢ（後述）は最初の接種から1年後、次いで2〜3年おきに追加接種が必要です（＊126）（後述）。

日本で承認、販売されている髄膜炎菌ワクチンは、ＭｅｎＡＣＷＹワクチンと呼ばれるものです。つい最近まではメナクトラという商品名でしたが、最近、メンクアッドフィという奇《き》妙《みよう》奇《き》天烈《てれつ》な名前のワクチンに商品が差し替えられました（いずれも製造販売はサノフィ）。

メンクアッドフィ、とかいきなりいわれると面食らってしまいますが、アルファベット表記では「MenQuadfi」でして、「Men」は髄膜炎菌（meningococcus）で「Quadfi」の方は４価（quadriple）のことだろうと推測できます。カタカナにするから面食らっちまうわけで（しつこい）。メナクトラとは結合体の種類などの違いがありますが、臨床的に本質的な違いがあるかどうかは本書執筆時点では不明です。

メンクアッドフィは、髄膜炎菌のうち、血清型Ａ、Ｃ、Ｗ、Ｙという４種類の菌をカバーするワクチンで、４価のワクチンと呼ばれます。肺炎球菌（プレベナー）やＨｉｂと同じ結合型ワクチンで、Ａ、Ｃ、Ｙ、そしてＷ-１３５の多糖体成分に破傷風トキソイドタンパク質を結合体（conjugate）として用いています（メナクトラはジフテリアトキソイドを使っていました）。

なお、Ｗ群は、かねてＷ-１３５と呼ばれていました。なんでかなー、と思っていたところ、２０１２年から呼称が変わり、単純にＷだけになりました。かつては頻度が低かったＷ

ですが、21世紀になって増えています。

しかし、残念なことに、日本で発生しやすい髄膜炎菌感染症は血清型Ｂによるもので、このワクチンでは防御できません。

Ｂ群に対するワクチン開発は難しく、免疫惹起力が不十分なままでした。最初の髄膜炎菌Ｂ群に対するワクチンを開発したのはキューバです。知る人ぞ知る、予防医療大国キューバは、こういうところで優れています。後に、ニュージーランドなどでもＢ群用のワクチンが開発されました。

神戸大学病院ではＭｅｎＢ‐４Ｃ（商品名：Bexsero）と呼ばれるＢ群用のワクチンを輸入未承認ワクチンとして使用しています。これは3つの遺伝子組み換え抗原とポーリンＡサブタイプＰ１．４を含む外膜成分を持つもので、４つの要素（components）を持つために４Ｃといわれています。特にマーケティングとかジュエリーとかアルファロメオとは関係ありません（笑）。

最近、スペインでケースコントロールスタディ（症例対照研究）が行なわれ、小児のＢ群髄膜炎菌侵襲性疾患について、その効果は71％でした(＊127)(＊128)。

髄膜炎菌ワクチンはその他、脾臓摘出後の患者さんなど、脾臓のない患者さん（後述）にも推奨されます。ただ、前述のように日本では相対的に髄膜炎菌感染のリスクが低いことと、値段が高いことから、どこまで推奨すべきかは不明です。

それから、イスラム教徒でサウジアラビアのメッカに巡礼に行く人など（この巡礼行為をハッジといいます）、髄膜炎菌感染リスクが高い方にもワクチンはオススメです。というか、ハッジには髄膜炎菌ワクチン（ＡＣＹＷ‐１３５）の接種記録がなければ参加できません。「髄膜炎ベルト」の地域からハッジに行く場合は、加えて、抗菌薬によって常在する髄膜炎菌を排除することも必要です（＊129）。

ハッジのようにたくさんの人々が集まるイベントをマス・ギャザリングといい、これが髄膜炎菌感染のアウトブレイクを起こすのです。同様に、オリンピックのようなスポーツイベントや万国博覧会などでも、髄膜炎菌感染のアウトブレイクは懸念されます（＊130）（＊131）。

追記です。メナクトラはプレベナーと同時接種できないと申し上げました（70頁）。これは両者が使っている結合体が同じ（ジフテリア抗原）なためでしたが、メンクアッドフィは破傷風抗原が結合体なので、プレベナーと同時接種可能なのだそうです。やったー。細かい違いですが、現場では大きな違いです！

狂犬病ワクチン――現在も治療法がなく、ほぼ死亡率100％

狂犬病は現在、日本には存在しません。

かつては日本でも狂犬病は流行しており、100年前の関東大震災（1923年）のあとにはたくさんの狂犬病患者が発生したことが報告されています（＊132）。

その後、野良犬対応や犬への予防接種の普及で、日本でも狂犬病は激減、第2次世界大戦終戦時までには狂犬病はまれな病気になっていました。

現在では日本では狂犬病ウイルスは存在しないと考えられています。よって、定期接種で狂犬病ワクチンが提供されたりもしていません。

しかし、海外では、狂犬病のない国家のほうが珍しいくらいです。世界で狂犬病のない国「rabies free countries」は、農林水産省の動物検疫所によると、アイスランド、オーストラリア、ニュージーランド、フィジー、ハワイ、そしてグアムだけです。みんな島ですね。動物には国境はなく、大陸で地続きの場所では狂犬病の根絶は極めて困難なのです。島国ニッポンは、感染症対策としては結構アドバンテージが大きいのです（＊133）。

ウクライナからの難民を受け入れる時に、ペットの狂犬病対策が議論になりました。農林水産省は、ペットへの狂犬病ワクチン提供などを条件に、ペットの受け入れを認めました

（＊134）。

国にいったん、病原体を持ち込まれると、一気に広がって定着してしまいます。特に人間と動物に起きる感染症、人獣共通感染症といいますが、これは根絶が極めて困難です。

かつては英国、ノルウェー、スウェーデン、アイルランド、台湾が、狂犬病フリーの国と認定されていました。が、その後、感染が見つかり、狂犬病フリーの指定を削除されています。島国の英国やアイルランド、台湾でも狂犬病が輸入されたのです。日本も当然、例外とはいえません。今後も狂犬病を持ち込まないための不断の努力が必要です。

狂犬病は現在も治療法が確立しておらず、発症するとほぼ死亡率１００％の恐ろしい病気です。よって、予防接種で自らの身を守ることが重要になります。

前述の通り、先進国でもほとんどの国では狂犬病が存在します。多くの宿主は犬ですが、犬以外の動物からも感染します。

例えば、米国ではコウモリに噛まれて発症する狂犬病が有名です。他にも猫、スカンク、アライグマ、キツネなどからも狂犬病は感染します。よって、長期の海外滞在者は狂犬病ワクチンの接種が望ましいと思います。

多様な接種方法——曝露後予防もあり

ワクチン接種についてはいろいろな方法があり、欧米では0日、7日、21日または28日の3回接種を行ない、その後、定期的に抗体価を測定し、抗体が下がれば追加接種、というのが今のやり方です。

なお、日本では0日、4週間後、6〜12カ月後、という3回接種を行なっていますが、欧米のやり方とは違っていますし、3回目接種が難しいので、3回目の前倒しが望ましいでしょうね。

狂犬病のワクチンは特殊な使い方もあります。曝露後予防です。

曝露後予防は、英語では「ＰＥＰ（ペップ）：post-exposure prophylaxis」と呼んだりします。病原体に曝露したあとに感染を防ぐための手段です。薬を飲むこともありますが、ワクチン接種することもあります。例えば、狂犬病流行地で野良犬などに噛まれた場合、すぐに流水などで傷を洗ってからＰＥＰをします。

ＰＥＰの方法は、事前に狂犬病ワクチンを打っているか否かによって決定します。いろいろな「流派」があります。

事前にワクチンを打っていれば、

米国CDC流

・2回ワクチン（0、3日）

その他流

・ワクチン接種後1年以内……米国と同じ2回（0、3日）

・ワクチン接種後1～5年……3回（0、3、7日）

・ワクチン接種後5年以上……5回（0、3、7、14、28日）

です。事前にワクチンを打っていない場合も流派があり、

欧米流

・5回（0、3、7、14、28日）

・2回（初回に2回分を接種）、1回（7日目）、1回（21日目）レジメン

英国流など

・4回（0、3、7、21日）

資料30　狂犬病ワクチンの代表的な接種スケジュール

	接種日	0	3	7	14		28	90
曝露後免疫								
Essen法	筋肉内	1	1	1	1		1	(1)
Zagreb法	筋肉内	2	0	1	0	1 a)		(1)
TRC-ID法 b)	皮内	2	2	2	0		1	(1)
Oxford法 c)	皮内	8	0	4	0		1	1
日本法	皮下	1	1	1	1		1	1
曝露前免疫								
WHO法	筋肉内	1	0	1	0		1 d)	
日本法	皮下	1	0	0	0		1 e)	

a）3回目は第21日に接種
b）筋肉内投与量の1/5量を2ヵ所に接種
c）筋肉内投与量（1ml）の0.1mlを8ヵ所に接種、RIGを接種できない場合に推奨
d）以後中和抗体価が0.5IU/mlより低下した場合に追加免疫
e）6〜12ヵ月後に追加免疫

出所：「ヒト用狂犬病ワクチンの国内外の状況と接種体制」IASR 28(3), 2007.
http://idsc.nih.go.jp/iasr/28/325/dj3259.html

です。他にも皮内注射などの別バージョンもあります。

日本流は独特で、6回（0、3、7、14、28、90日）です。

また、海外では追加で狂犬病免疫グロブリンの接種も推奨されていますが、残念ながら日本にはこのグロブリン製剤がありません。海外で犬に噛まれた方から、帰国して神戸大学病院でワクチン接種を受けたい、という問い合わせが来ることがありますが、事前にワクチンを打っていなければ、帰国する前に現、地で、免疫グロブリン接種をすることをおすすめしています。

なにしろ狂犬病は、ウイルス曝露や感染事

例が少ないですし、わざと曝露させる臨床試験も倫理的にはできませんから、いろいろな流派の優劣を検証するのは困難です。他にも、同時に２回分接種するなど、いろいろな方法が世界中で用いられています。

あと、日本ではこのワクチンも皮下接種ですが、やはり筋注のほうがより合理的だとぼくは思います(＊135)(＊136)(＊137)。

ＢＣＧワクチン――役に立っているのか？

ＢＣＧは結核用の生ワクチンです。しかし、評価は先進国の中でも割れています。

日本は長くＢＣＧを小児に提供してきましたが、その効果については十分に評価していません。

そもそも、日本では小児の結核はまれなのです。２０１７年から２０２１年で、０～４歳児の結核は２例、５～９歳児の結核はゼロでした(＊138)。

これを「ＢＣＧのおかげ」と解釈する人もいますが、ぼくはむしろ「ＢＣＧは役に立っていないんじゃないの?」と逆側の因果関係から議論をしています。

戦後、日本は結核のとても多い国で、小児結核も例外ではありませんでした。それが１９

資料31　わが国における小児結核罹患率の推移（1949～2019年）

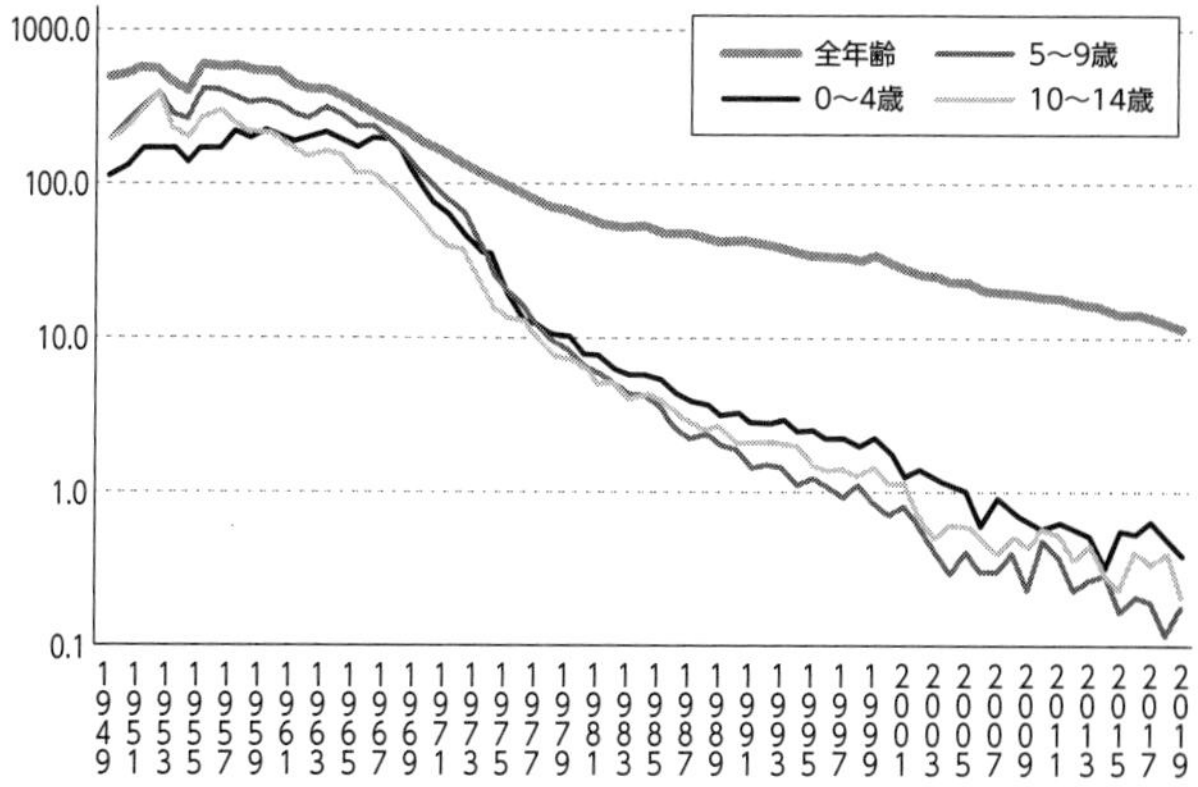

出所：「小児結核診療のてびき（改訂版）」（令和3年3月）
https://jata.or.jp/dl/pdf/data/syouni_tebiki_202103.pdf

60年代くらいから「全世代で」激減してきました（資料31）。このグラフは縦軸が対《たい》数《すう》目《め》盛《もり》（目盛の間隔を桁数で区切っています）になっていることに要注意です。

　日本ではBCG接種の法制化が行なわれたのは1951年です。確かに当時は結核がとても多かった時代ですので、BCGのおかげで結核が予防できたケースもあったかもしれません。しかし、それにしては、0～4歳、5～9歳、10～14歳と、異なる年齢層の結核がほぼ時を同じくして減っているのが不自然です。

　どちらかというと、BCGのおかげというよりも、日本の経済成長のおかげで小児の栄養状態がよくなったとか、街の衛生環境が改善したといった理由のほうが大きいんじゃないかとぼくは思います（あくまで仮説です）。

ＢＣＧの効果は5歳未満の小児までで、それ以上の年齢層には効果が期待できないことが分かっています（＊139）。

臨床試験では、ＢＣＧの予防効果は50％ほどで、微妙です。例えばグリーンランドのように結核患者の多いところ――人口10万人あたり１５７人の結核発生率――ではＢＣＧは効果的かもしれません（＊140）。

日本では年々、結核は減少傾向で、２０２１年の発症は人口10万人あたり９・２人でした（前掲〔＊138〕）。しかも、患者さんはほとんどが高齢者、そして最近では外国人の患者が増加傾向です。前述のように小児の結核は極めてまれです。仮にＢＣＧが結核発生率を半分にしてくれるにしても、現状のように結核患者があまりに少ない場合は、その実際の効果はほぼ無視してよいほどでしょう。

我が家ではＢＣＧ接種をさせていない

そこで、我が家では２人の娘たちにはＢＣＧは接種させていません。

よく誤解されていますが、予防接種法における定期接種は「義務」ではありません。あくまでも「努力義務」です。ぼくの嫌いな言葉、「努力義務」（笑）。よって、接種させたくなければさせなくてもよいのです。なんの罰則もありません（＊141）。

日本の現行の制度では、他の定期接種については科学的に合理的なものです（運用の仕方はいろいろ間違っていますが）。だから、我が家ではそうした「定期接種」を全部娘たちに受けさせました。

が、ＢＣＧだけは科学的合理性が乏しいゆえに、接種させませんでした。あ、あと任意接種ですがインフルエンザワクチンの「2回目」も毎年打っていません（前にも書きましたね）。あれも科学的には不要です。

ちなみに米国でも、ＢＣＧは推奨予防接種には入っていません。合理的な医療政策で有名なオランダでも接種していません（＊142）。

ちょっと古いデータですが、２００５年の論文によると、欧州で小児（12カ月未満）にルーチンでＢＣＧ接種をする国は、ブルガリア、チェコ、ハンガリーなど12カ国でした。ヨーロッパＣＤＣ（ＥＣＤＣ）のワクチン・スケジューラーでは、フランスなど21カ国でＢＣＧを提供しているようです（＊143）（＊144）。

ちなみに、ＢＣＧはいわゆる「ハンコウ（判子《はんこ》）注射」でして、上腕にワクチンを垂らして、そこに剣山のような複数の針をスタンプ状に押して接種します。あとが残っている人も多いのではないでしょうか(＊145)。

余談ですが、このBCG跡が後日腫れ上がることがあります。川崎病という熱の出る病気になると、半数近くの患者で、ここが赤くなるのです。川崎病は比較的診断の難しい病気ですが、これがヒントで診断できることがあります(＊146)。

さて、繰り返しますが、うちでは「科学的合理性が不十分」ということで、BCGは打ちませんでした。インフルエンザワクチンの2回目も毎年打っていません。

このことでも分かるように、岩田家は、「ワクチン派」でも「反ワクチン派」でもありません。

合理性が高く、利益がリスクよりも高いと考えるワクチンは積極的に活用しますし、利益が小さくて理にかなっていないと判断できれば使いません。

まあ、うちは夫婦ともども感染症のプロなので、そういう吟味ができるわけで、そこは得させていただいているなあ、とは思います。

日本の定期接種で合理性が必ずしも高くない、と僕らが思うのはBCGだけです。そのBCGも完全アウト、というわけではなく、欧州のデータを見てもその評価は割れています。

まずはその点を「ファクト」としてご認識いただければ幸いです。

ロタウイルスワクチン

ポリオが不活化ワクチンになったため、経口生ワクチンはロタウイルスのワクチンだけになりました。

ロタウイルスは小児の重症腸炎の原因になります。結構、えげつない腸炎を起こします。感染すると、永続する免疫が成立するため、成人では患者さんは多くありません。

日本には2種類のロタウイルスワクチンがあります。２０１１年に発売されたロタリックスと、２０１２年に発売されたロタテックです。これらは２０２０年10月から定期接種になりました。コロナ禍でしっちゃかめっちゃかしていたので、その事実をすっかり失念していました。

ロタリックスは1価のワクチンで、２回の接種、ロタテックは5価のワクチンで3回接種になります。２カ月以上の赤ちゃんに提供するのが一般的です。

生ワクチンなので免疫不全があると注意が必要ですが、ＳＣＩＤ（重症複合型免疫不全）のような先天疾患で、重症型の免疫不全のみが絶対的な禁忌となります。海外の添付文書では、他の免疫不全については「データ不十分」である旨が記されています(＊147)(＊148)。

昔のロタウイルスワクチンは、腸重積などの合併症を起こすことが問題となっていましたが、現在用いられているワクチンはそのようなリスクは低いことが分かっています(＊149)(＊150)。

Ⅲ　多様なケースとワクチン

脾臓のない方の予防接種

皆さんは脾臓ってなにをしているかご存知ですか？　というか、そもそも脾臓がどこにあるか、分かりますでしょうか。

脾臓は左の脇腹あたりにある臓器で、胃とか左の腎臓に接しています（資料32）。

普段、脾臓がなにをやってるかなんて分からないですよね。胃の調子が悪いとか、肝臓の調子が悪いと言う人はいても、「最近、脾臓の調子が悪くてさ」なんて言う人はいませんね。肝臓は医者の間では「静かな臓器」と言われ、音を出す臓器である心臓などに比べると、その存在が自覚しにくいのですが、さらに存在を自覚しにくいのが脾臓です。

脾臓は顕微鏡で見ると、赤脾髄と白脾髄に分類できます（資料33）。

赤脾髄は不要な物質の除去、古い血液細胞の破壊、血液成分の貯蔵をしています。

白脾髄は免疫機能を司《つかさど》っています。白血球の一種であるB細胞やT細胞、マクロファージがここにいます。B細胞が変化してできた形質細胞がここで抗体を作るのです。抗体は強力な免疫機能であり、特に、周りを膜（莢膜）で覆っている細菌の感染に対する免疫機能が強いのです（＊151）。

脾臓がないと、こうした莢膜を持つ細菌の感染が非常に起きやすくなります。また、いっ

資料32　脾臓の場所

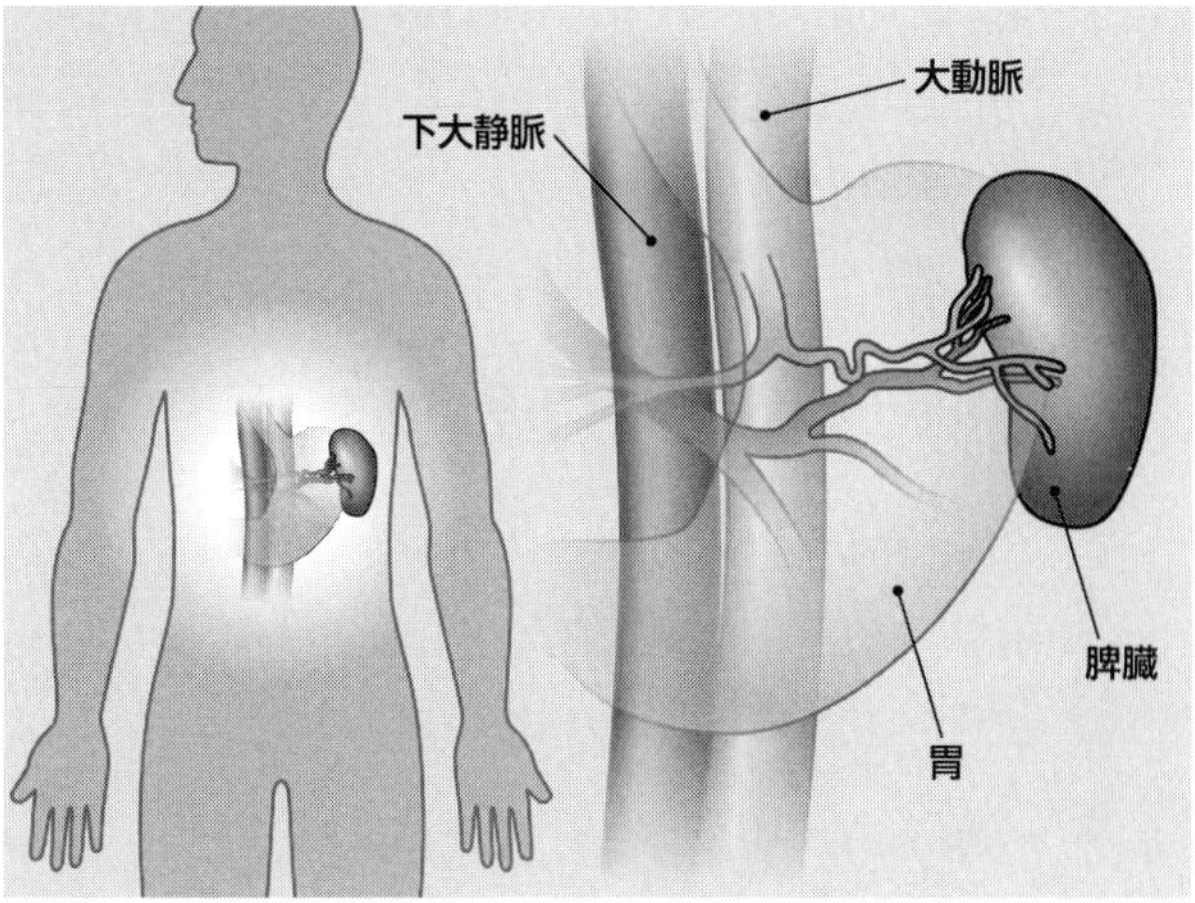

資料33　脾臓の内部構造（赤脾髄と白脾髄）

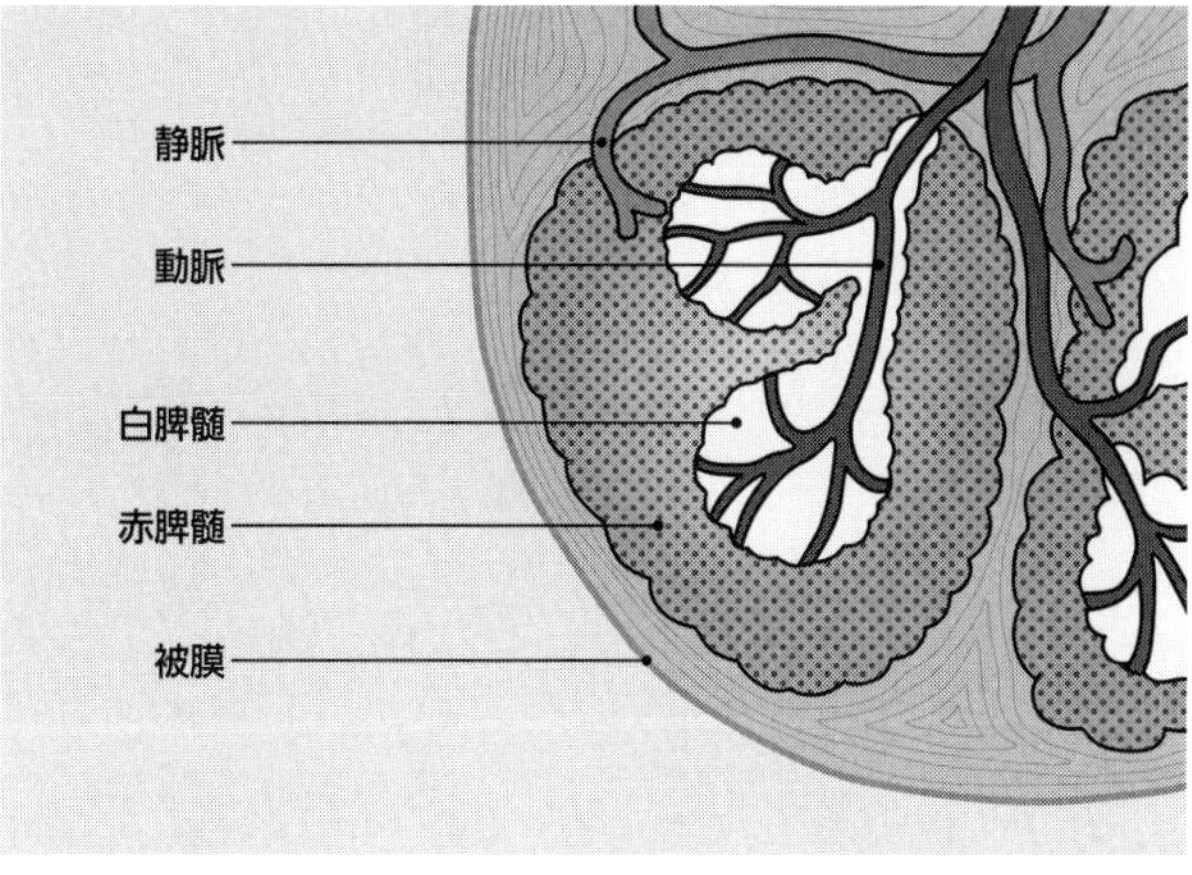

たん感染症が発症すると、それは激烈な展開をとり、患者さんはあっという間に死に至ってしまうことも珍しくありません。

脾臓がないということは、とても恐ろしいことなのです。ぼくなんかは仕事柄、重症感染症をよく見ますが、そういう患者さんのお腹のＣＴ写真を見る時は、必ず最初に脾臓があるかどうかを確かめます。

脾臓がなくなる理由は多々あります。生まれつき脾臓がない方（無脾症）もおいでですし、交通外傷が理由で手術で摘出される方もいます（血管が多いので出血が問題になるのです）。血小板が減少するＩＴＰ（特発性血小板減少性紫斑病：血小板に自己免疫が作られることにより、血小板が壊されてしまう）という病気がありますが、この病気の治療目的で手術で脾臓を摘出される方もいます。

また、胃など他の臓器に近いために、胃がんや膵臓がんで周辺臓器に浸潤《しんじゅん》がある場合などに、脾臓も同時に摘出されることもあります。

そんなわけで、様々な理由で脾臓がない、あるいは脾臓の機能が低下している方がおいでです。そういう方は、前述の重症感染症のリスクがとても高いために、予防接種が推奨されています。

特に問題となるのは肺炎球菌、インフルエンザ菌、そして髄膜炎菌です。
他にもカプノサイトファーガ（*Capnocytophaga*）など、無脾状態でリスクが高まる微生物はいるのですが（カプノサイトファーガ感染症）、こうした菌には有効な予防接種が残念ながらありません。カプノサイトファーガは犬や猫などに噛まれて感染することが多いので、こうした動物に噛まれないようにすることが大事になります。感染症の予防方法はワクチンだけではないのです（＊152）。

特に頻度が高く、死亡リスクも高い肺炎球菌ワクチンは重要です。

保険診療で使えるものは、ニューモバックスＮＰです。「脾臓を摘出した」患者には、保険診療で提供できます。明確な決まりはありませんが、通常は脾摘後、２週間程度経ったら接種します。

また、日本ではニューモバックスは65歳、70歳、75歳、80歳、85歳、90歳、95歳、１００歳と5年刻みで定期接種の対象となるという謎ルールがあります。65歳以上なら誰でも接種でええやん、とぼくは思うのですが、厚労省の人は、重箱の隅をつつきすぎて、シンプルで便利なルールを作るのが苦手なんですよね（＊153）。

脾臓を摘出した患者さんの場合、実際には、より効果が高い結合型ワクチン、プレベナーを先に接種し、ニューモバックスは6カ月から1年以上間隔を空けてから接種します。よって、さきほどの「5年刻みの定期接種」という謎ルールがあるため、ニューモバックスを保険診療で接種するのは現実には難しい、ということになります。

肺炎球菌感染リスクが高い場合（免疫抑制者、蝸牛《かぎゅう》〔＊内耳にあって、音のエネルギーを脳に送る器官〕移植患者、脳脊髄液漏出など）は、プレベナー接種後、8週間以上間隔を空けてからニューモバックスを接種することも可能です。

ニューモバックスは皮下注射または筋肉内注射、と添付文書には書いていますが、実際には筋注のほうがおすすめです。プレベナーは筋注です。

すでにニューモバックスを接種されている場合には、プレベナーを1回、1年以上の間隔を空けてから接種します。

すでに小児期にプレベナーを接種されている場合は、追加の接種はニューモバックスのみです（＊154）。

なお、前述のように日本では13種類の肺炎球菌をカバーするプレベナー13が使われていますが、米国など海外では15種類の肺炎球菌をカバーする15価のワクチン、さらには20種類をカバーするプレベナー20が使われています。

15価のワクチンは生後6週以上の小児にも適応が獲得されています。プレベナー20は本稿執筆時点では成人向けのワクチンです。プレベナー20を接種した場合は23価をカバーするニューモバックスの追加接種は不要です。簡単で、便利ですね。

2歳以上の小児ですでにプレベナー13などの接種を受けている方では、脾摘の前にニューモバックスが推奨となります。この場合、ニューモバックスは5年後に再接種が推奨されています。

小児でプレベナー接種が完遂していない場合、5歳までなら3回のプレベナーの接種、その後最低8週間空けてニューモバックスを接種します。6歳以上であればプレベナーを1回、8週以上空けてニューモバックスを接種します。このニューモバックスは5年後に再接種となります（＊155）。

ちなみに、米国ＣＤＣのこうした推奨論文の筆頭執筆者は日本の小林美和子先生です。聖路加国際病院を経て渡米され、現在はＣＤＣでご活躍です。素晴らしいですね。

自費診療の場合の肺炎球菌ワクチンの値段は、予防接種外来によって異なります。

インフルエンザ菌（*Haemophilus influenzae*）も莢膜を持つ菌で、脾摘の患者でリスクになります。ワクチンはこの菌のタイプｂに対して存在します。Ｈｉｂ（*Haemophilus influenzae* type b）です。ヒブ、と呼ぶことは前にも書きましたね。

しかし、この菌の重症感染症が問題になるのは、もっぱら小児でして、成人ではすでに自然感染で抗体を獲得している可能性が高く、肺炎球菌に比べると推奨度は高くありません。ＣＤＣは「過去にＨｉｂ接種がなければ」、１回接種を「脾摘14日前までに」行なうことを推奨しています。４歳未満の場合はＨｉｂをスケジュール通りに接種します。２カ月、４カ月、６カ月、15〜18カ月、４〜６歳の５回の接種です。

髄膜炎菌感染症は日本ではまれなので、どのくらい予防接種を提供するかは、コストとリスクでの相談となります。特に、髄膜炎菌タイプＢに対するワクチンは、輸入ワクチンになるので、多くの予防接種外来では提供できません（神戸大学病院感染症内科では提供可能です）。ＭｅｎＡＣＱＹ－Ｄ（商品名：メンクアッドフィ）では、８週間空けて２回接種が必要です。また、ＭｅｎＢ－４Ｃ（商品名：Bexsero）を４週間空けて２回接種も検討できます（輸入ワクチン）。Bexseroはメンクアッドフィと同時接種は可能です。

妊娠とワクチン

妊娠中にワクチンが重要になることは比較的少ないです。むしろ、妊娠前にしっかりワクチンを打っておくことが大事です。

妊娠中は生ワクチンは禁忌なのですが、風疹ワクチンなどは「妊娠前」に打っておかないと、妊娠してから風疹に感染し、先天性風疹症候群のリスクとなってしまいます。

また、先天疾患と直接の関係のない生ワクチンも、ちゃんと妊娠前に打っておかねばなりません。例えば、麻疹や水痘に妊娠中に罹患すると、発熱などで流産や早産のリスクになったりします。また、仮に出産はうまくいっても、新生児が麻疹に罹患するリスクもあります。

麻疹という感染自体も恐ろしいですが、こうした患児の入院ケアも難しくなります。一般的な新生児室や新生児ＩＣＵ（ＮＩＣＵ）は、麻疹のような空気感染する疾患に不慣れですし、「他の新生児には絶対に感染させたくない」と考えます。産科病棟も「他の患者さんには絶対感染させたくない」病棟です。

かといって、こうした感染症に慣れた内科の病棟は「妊婦は無理」「新生児は無理」と断ってしまいかねません。僕らも昔、こうした「うちでは診られません」の連鎖状態になって往生したことがあります（＊156）。

というわけで、なんといっても妊娠「前」の予防接種をしっかりすることが大事なのです。

もちろん、女性がいつ妊娠するかなんて完全には予想できませんから、とにかく女性はしっかりと予防接種を受けておくことが大事です。一方で、前述の風疹のところで述べたように、男性のワクチンも重要なのですが。

妊娠中に接種するワクチンもあります。

特に大事なのが、インフルエンザワクチン（ただし、不活化ワクチンのみ）です。妊娠中も推奨されます。

あと、新型コロナワクチンも同様です。新型コロナも早産などの原因になりますし、前述のように感染対策上も大問題になりますから、妊婦さんは新型コロナワクチンをしっかり打って感染を回避したほうが賢明です。

さて、妊婦に推奨されているワクチンが他にもあります。日本にはないですが、百日咳を予防するＴｄａｐです（前述）。これは新生児の百日咳を予防するために用います。妊娠27～36週で推奨されています（＊157）。

同様に、新生児の重症肺炎の原因となるＲＳウイルスについても、妊娠中のワクチン接種が研究されています。かなり効果が高いので、早晩、実用化されるかもしれません（＊158）。

新生児の敗血症や髄膜炎の原因となるＢ群溶連菌のワクチンも、妊婦に接種する研究が進んでいます（＊159）。

固形臓器移植とワクチン

腎移植や肝移植などの臓器移植は「固形臓器移植（ＳＯＴ）」といいます。なぜ「固形」なのかといえば、後述する「造血幹細胞移植（ＨＳＣＴ）」が「液体」の移植なので、「固形」の臓器移植ではないからです。

造血幹細胞移植は白血病などの血液の「がん」などで行ないます。強力な化学療法で、がん細胞化した白血球を全部殺してしまい、その後、がんではない幹細胞を移植します。免疫抑制剤も使うので、とても強い免疫抑制状態になり、感染症にとても弱くなります。また、これまで蓄積した白血球の免疫記憶が全部「チャラ」になってなくなってしまうため、予防接種を原則全部はじめからやり直さなければなりません（後述）。

一方、腎臓や肝臓などの「固形臓器」の移植の場合は、免疫抑制剤を使うために感染症には弱くなってはいるものの、これまでの予防接種や過去の感染による「免疫記憶」は一通り揃っています。よって、造血幹細胞移植の時のように、予防接種を全部やり直す、という大変な作業は必要ありません。

しかし、免疫抑制剤を使っているために、そこそこ感染症に弱くなっているのもまた事実です（免疫抑制剤以外にも感染しやすくなる要素はあるのですが、そこは「予防接種」とは関係のないトピックなのでここでは割愛します）。

予防接種についてはガイドラインが出ていますので、原則的にはそれに従います。まず、移植前に可能な予防接種は全部やっておきます。これは一般の方への推奨とそれほど変わりありません。

すなわち、

インフルエンザ
A型肝炎
B型肝炎
百日咳
ジフテリア
破傷風
ポリオ
Ｈｉｂ

肺炎球菌
髄膜炎菌
ヒトパピローマウイルス
狂犬病
水痘（水ぼうそう）
ロタウイルス
麻疹
風疹
ムンプス（おたふく風邪）
結核（ＢＣＧ）

です。このうち、日本ではA型肝炎、髄膜炎菌と狂犬病以外は、小児期に「定期接種」として提供されています。

移植後は免疫抑制剤を飲むため、生ワクチンは原則禁忌です。したがって、麻疹など生ワクチンは「移植前」に接種しておくのが基本です。不活化ワクチンもそうですが、移植の2

～4週間前には予防接種を完遂しておくのがよいでしょう。

不活化ワクチンは移植後も接種できます。移植後3～6カ月後にワクチン接種を行なうのが一般的です。ただし、インフルエンザは季節モノなので、インフルエンザワクチンは移植直後でもちゃんと接種します。今後はＣＯＶＩＤ－19のワクチンも同様のかたちで接種されることが予測できます。

実際には、母子手帳を確認して、打っていないワクチンを移植前に打つよう努力します。とはいえ、母子手帳をお持ちでない患者さんも多いので、その場合は麻疹、風疹、ムンプス、水痘、そしてＢ型肝炎の抗体を測定し、免疫がついていないワクチンを接種する、というのが一般的です。特殊な事情がなければ、ＤＴａＰなどは小児期に接種しているのではないか、という推測のもとで判断します。そして、肺炎球菌やインフルエンザ菌などについては、ケース・バイ・ケース、お財布とも相談しながら決めています。50歳を過ぎたら、帯状疱疹の予防接種も検討します。

以下、代表的な予防接種の推奨例を記します（成人患者についてです。小児移植患者は成書〔医学書、教科書〕を参照してください）（＊160）（＊161）（＊162）（＊163）。

インフルエンザ　毎年、移植前後ともに
Ｂ型肝炎（過去に接種がない場合）
Ａ型肝炎（過去に接種がない場合）
破傷風トキソイドを10年ごと
肺炎球菌（過去に接種がない場合）
プレベナー13（結合型ワクチン）接種。８週間以上空けてニューモバックス（多糖体ワクチン）
水痘（移植前に）
麻疹（移植前に）
風疹（移植前に）
ムンプス（移植前に）
帯状疱疹（50歳以上にシングリックス（サブユニットワクチン。移植後も接種可能））
ＨＰＶワクチン（過去に接種がない場合）
髄膜炎菌ワクチン（リスクが高い場合。ＡＣＷＹ型に対するメナクトラは承認されているが、Ｂ型は未承認で輸入ワクチンとなる）

造血幹細胞移植とワクチン

前述のように、造血幹細胞移植（ＨＳＣＴ）患者では、免疫細胞がすべてリセットされてしまいます。よって、「一度もワクチンを受けたことがない」状態に戻っていると考えられます。これまで積み上げてきたものが皆、チャラになってしまう。つらいですね。

ただし、ガイドラインでは麻疹、風疹、ムンプス、水痘・帯状疱疹ウイルス、そしてＢ型肝炎ウイルス（ＨＢＶ）などの抗体価の測定が推奨されているものもあり、これが陽性であれば予防接種は必須ではないとされます。ただし、エビデンスの質は必ずしも高くはありません。

日本の造血・免疫細胞療法学会（旧・日本造血細胞移植学会）が作ったガイドラインのワクチン接種スケジュールです（資料34）。まず移植後12カ月以上（あるいは6カ月以上）経ってから不活化ワクチン、24カ月以上経ってから生ワクチン接種を検討します。

具体的には、ジフテリア、百日咳、破傷風、不活化ポリオの4種混合ワクチンであるテトラビックなどと、インフルエンザ菌（Ｈｉｂ）のアクトヒブ、肺炎球菌に対するプレベナーを0カ月、2カ月、4カ月後に3回接種し、10カ月後に肺炎球菌に対するニューモバックス

資料34　造血細胞移植後のワクチン接種の時期

	病原体	商品名	備考	移植≥12か月後					移植≥24か月後	
				初回	1か月後	2か月後	4か月後	10か月後	初回	1か月後
不活化ワクチン	ジフテリア、百日咳、破傷風、不活化ポリオ（DPT-IPV）	テトラビック®、クアトロバック®、スクエアキッズ®	0.5mlを3回	●		●	●			
不活化ワクチン	インフルエンザ菌b型（Hib）	アクトヒブ®	0.5mlを3回	●		●	●			
不活化ワクチン	肺炎球菌	プレベナー13®	0.5mlを3回	●		●	●			
不活化ワクチン	肺炎球菌	ニューモバックス®	0.5mlを1回					●		
不活化ワクチン	インフルエンザウイルス	各社から	13歳未満または最初の冬前	●	●					
不活化ワクチン	インフルエンザウイルス	各社から	13歳以上かつ2回め以降	●						

	病原体	商品名	備考	移植≥12か月後					移植≥24か月後	
				初回	1か月後	2か月後	4か月後	10か月後	初回	1か月後
生ワクチン	麻しん、風しん	ミールビック®、乾燥弱毒生麻しん風しん混合ワクチン®、はしか風しん混合生ワクチン®	1歳以上：0.5mlを2回						●	●
生ワクチン	水痘	乾燥弱毒生水痘ワクチン®	1歳以上：0.5mlを2回						●	●
生ワクチン	流行性耳下腺炎	乾燥弱毒生おたふくかぜワクチン®、おたふくかぜ生ワクチン®	1歳以上：0.5mlを2回						●	●

出所：「造血細胞移植ガイドライン 予防接種（第３版）」日本造血細胞移植学会

を接種します。いずれも不活化ワクチンなので、筋注が推奨されるべきです。ただし、慢性ＧＶＨＤ（移植片対宿主病《いしょくへんたいしゅくしゅびょう》：ドナー由来の免疫細胞が移植患者の細胞を異物とみなして攻撃してしまう合併症）の増悪がないのが条件です。

また、リツキシマブ（分子標的薬）などＢ細胞の機能を低下させるような治療について、終了後6カ月以上経過していることも必要です。

他にも不活化ワクチンとしては日本脳炎ワクチン（0カ月、1カ月、12カ月の3回接種）、Ｂ型肝炎ワクチン（0カ月、1カ月、6カ月の3回）も考慮します。

Ｂ型肝炎は抗体価陰性の場合に特に検討します。ＨＢｃ抗体陽性（過去の感染者）で、ＨＢｓ抗原陰性（免疫がついていない）の場合にもワクチン接種は検討されます（決定的ではありません）。

髄膜炎菌ワクチンも考慮しますが、こちらは承認・未承認の輸入ワクチンを含め、結構、高額になりますから、患者さんとの相談になります。

ＨＰＶワクチンは若い患者さん、特に女性では推奨されます。

24カ月以上経ってから麻疹、風疹（ＭＲ、ミールビック）、水痘、ムンプスを0カ月、1カ月で2回接種が考慮できます。こちらは生ワクチンなので皮下注が原則です。生ワクチンの接種には他にも、慢性ＧＶＨＤの増悪なし、免疫抑制剤が終了しているといった他の条件も満たす必要があります。

また、接種後の抗体価の測定も考慮されます。

欧州のガイドラインでは、4～5年ごとに麻疹、破傷風、ジフテリア、ポリオ、ＨＢＶ（Ｂ型肝炎ウイルス）の抗体価を測定することが推奨されていますが、エビデンスの質も推奨の強さもあまり高くなく、このあたりについてははっきりしたことが分かりません（＊164）（＊165）。

医療従事者とワクチン

医療従事者について見ていきます。毎年のインフルエンザワクチン、そして定期的な新型コロナワクチン、さらに血液感染が問題となるＢ型肝炎ワクチンが特に推奨されます。Ｂ型肝炎については、接種後に血液検査で抗体価を確認するのが大事です。抗体がついていない場合は、さらに3回の接種をやり直すのが一般的です（前述）。

他にも、麻疹、風疹、水痘、ムンプスといった重要な感染症は、小児期に（あるいはそれ以降に）予防接種歴があるかどうかを確認します。予防接種歴がなければ抗体検査をし、抗

ロタウイルス胃腸炎ワクチン(ロタリックス)	
神戸市助成対象者	12,202円
その他の場合	14,239円
ロタウイルス胃腸炎ワクチン(ロタテック)	
神戸市助成対象者	7,114円
その他の場合	9,152円
ムンプスワクチン	
神戸市助成対象者	4,577円
その他の場合	6,614円
水痘ワクチン	
帯状疱疹予防接種(50歳以上)	8,437円
その他の場合	8,437円
帯状疱疹ワクチン(シングリックス)	21,670円
B型肝炎ワクチン(ビームゲン)	4,761円
B型肝炎ワクチン(ヘプタバックス)	4,761円
BCGワクチン	6,677円
小児肺炎球菌ワクチン(プレベナー)	11,407円
3種混合(ジフテリア・百日咳・破傷風)ワクチン(DPT)	5,148円
ヒトパピローマウイルスワクチン(サーバリックス)	16,017円
ヒトパピローマウイルスワクチン(シルガード9)	26,950円
高齢者肺炎球菌ワクチン(ニューモバックス)	8,239円
Hibワクチン(アクトヒブ)	7,794円
4種混合(ジフテリア・百日咳・破傷風・ポリオ)ワクチン(DPT-IPV)	10,499円
不活化ポリオワクチン(IPV)	9,234円
ジフテリア・破傷風混合トキソイド(DT)	4,922円
A型肝炎ワクチン(エイムゲン)	7,700円
狂犬病ワクチン(ラビピュール)	16,940円
破傷風免疫グロブリン	7,370円
B型肝炎免疫グロブリン	54,010円
髄膜炎菌ワクチン(メナクトラ)	25,850円
(4) 輸入ワクチン接種	
髄膜炎菌B群ワクチン(Bexsero)	26,730円
輸入狂犬病ワクチン(Verorab)	15,950円
A型肝炎ワクチン(Havrix)	16,500円
2種混合(A型肝炎・B型肝炎)ワクチン(Twinrix成人用)	17,160円
2種混合(A型肝炎・B型肝炎)ワクチン(Twinrix小児用)	16,170円
ヒトパピローマウイルス(HPV)ワクチン(Gardasil 9)	33,880円
3種混合(麻疹・風疹・ムンプス)ワクチン(Priorix)	12,980円
ダニ媒介脳炎ワクチン小児用(Encepur N FSME)	15,730円
ダニ媒介脳炎ワクチン(Encepur N FSME)	15,730円
腸チフスワクチン(Typhim Vi)	12,760円
経口コレラワクチン(Dukoral)	調整中
成人用3種混合(破傷風・ジフテリア・百日咳)ワクチン(Boostrix)	13,530円

資料35　予防接種外来のレパートリーと値段
（神戸大学病院感染症内科）

(1) 広域予防接種事業による各種予防接種	市町村が定める被接種者からの徴収額に準ずる額
(2) 定期予防接種	
A類定期予防接種	
Hibワクチン（アクトヒブ）	神戸市が定める被接種者からの徴収額に準ずる額
小児肺炎球菌ワクチン（プレベナー）	
B型肝炎ワクチン	
4種混合（ジフテリア・百日咳・破傷風・ポリオ）ワクチン（DPT-IPV）	
不活化ポリオワクチン（IPV）	
3種混合（ジフテリア・百日咳・破傷風）ワクチン（DPT）	
BCGワクチン	
ジフテリア・破傷風混合トキソイド（DT）	
麻疹・風疹混合ワクチン（MR）	
麻疹ワクチン	
風疹ワクチン	
水痘ワクチン	
乾燥細胞培養日本脳炎ワクチン	
ヒトパピローマウイルスワクチン（サーバリックス）	
B類定期予防接種	
インフルエンザワクチン	神戸市が定める被接種者からの徴収額に準ずる額
高齢者肺炎球菌ワクチン	
(3) 任意予防接種	
インフルエンザワクチン	
（1回目）（1～13歳未満）	3,884円
（2回目）（6ヶ月～65歳未満）	3,532円
その他の場合	5,269円
乾燥細胞培養日本脳炎ワクチン	
（1期）	6,482円
（2期）	7,062円
破傷風トキソイド	
（1期）	3,534円
（2期）	4,112円
麻疹ワクチン	6,600円
風疹ワクチン	
神戸市助成対象者	4,054円
その他の場合	6,600円
麻疹・風疹混合ワクチン（MR）	
神戸市助成対象者	7,650円
その他の場合	10,197円

体がついていなければこうした生ワクチンを接種します。これは個々の医療従事者を守るためでもありますし、病院内での感染症アウトブレイクを防ぐためでもあります。169頁で指摘したように、学会ガイドラインや実際のプラクティスにはいろいろと問題があります。

ぼくは研修医の時にB型肝炎ワクチンを打ち、抗体がつきました。毎年のインフルエンザワクチンも欠かさず打ち、本稿執筆時点で5回の新型コロナワクチンも打ちました。幸か不幸か小児期に麻疹、水痘、風疹、ムンプスすべてに罹患したので抗体がついています（俺の小児期は「野蛮な」時代だったのです）。よってこれらのワクチンは不要です。

前頁の資料35は、2023年9月時点での神戸大学病院感染症内科の予防接種のレパートリーとお値段です。1回分のお値段です。

海外渡航者とワクチン

日本で生活するぶんには必要なくても、海外に滞在する場合に予防が必要な感染症があります。新型コロナウイルスのパンデミックのせいで、ここ数年、海外渡航者が激減していましたが、オミクロン株の流行以降は海外渡航者も増えてきて、このニーズも増しました。

ただ、誤解がないように申し上げますと、我々が提供している「渡航外来」は、単に予防接種を提供するだけではありません。海外で発生しうる健康上のリスク、そして健康面以外のリスクにも包括的に対応しなければなりません。

例えば、高地であれば高山病のリスクが生じますし、戦争やテロ行為が頻発している地域であれば、兵器による外傷やトラウマから生じる精神疾患などのリスクが生じます。レイプや強盗などの犯罪は、ほとんどの国では日本よりも多いです。

渡航者の渡航目的もニーズも様々です。

商社の方などが海外に赴任される場合、田舎の鉱山などを頻繁に訪問されるのであれば、ジャングルに多いマラリアのリスクが増すでしょう。残念ながらマラリアのワクチンは実用化されていないので、予防薬の内服が推奨されたりします。

アスリートが世界大会などに行く場合には、先にも触れた「マス・ギャザリング」、つまり大量の人が集まる状態を形成します。マス・ギャザリングが髄膜炎菌感染のリスクになるという話はすでにしました。もちろん、こういう場所では新型コロナウイルス感染や麻疹などの感染症も流行する可能性がありますし、性交渉による感染症や望まない妊娠のリスクなども勘案せねばなりません。

海外の大学などに留学する場合には、結核に罹患していないことを示す書類や、麻疹や風疹などの予防接種の接種記録を提出せねばならないこともあり、このような書類の作成も渡航外来の大事な仕事です。わー、やることたくさんあるね。

これは「渡航医学（Travel medicine）」といって、医学の一専門領域になっています。渡航医学の専門性は、国際渡航医学会（ＩＳＴＭ）による認証によってなされます。ぼくもＩＳＴＭ認定のＣＴＭという資格を有しています。また、これとは別に日本渡航医学会が認定医制度を持っています。

どの地域に行くと、どのようなリスクがあるのか。例えば、ウェブ上だと、米国ＣＤＣが情報提供しています（＊166）。

国別に予防接種の推奨もなされています。試しに日本を見てみましょう（＊167）。そうすると、日本脳炎のワクチンを日本での長期滞在者などに推奨しています。わー、こんなの日本人でも知らなかったりして。

日本の外務省の海外安全ホームページも有用です（＊168）。

米国ＣＤＣの「イエローブック」（CDC Yellow Book : Health Information for International Travel）も便利です。ワクチンの情報は「ピンクブック」でしたね（＊169）。

そうそう、余談ですが、日本では「ピンク」というとエロティックな印象を与える色として知られています。「ピンク映画」とか。あとは、女の子が好きな色、として認識する人もいるでしょう（正しい認識かどうかは、さておき）。

米国では、可愛らしさ、礼儀正しさ、感受性、優しさ、愛らしさを意味するそうです。あと、「女性」を意味するのは米国でも同じだとか。それとロマンスも。出典は、最近頻用している対話型ＡＩ検索エンジン「perplexity」さんです。ChatGPT がもっともらしくデタラメを言うＡＩなのに対して（笑）、perplexity は出典も出してくれて、信用度はより高いです。

日本で「黄色」にどういうイメージがあるかといえば……よく分からない（笑）。米国では、幸福、楽観、創造性、知性、エネルギーなどを意味するそうですが、悪い意味としては臆病、病気、精神疾患、センセーショナリズム、過剰なども意味するそうです。センセーショナルなメディアを「イエロー・ジャーナリズム」って言いますもんね。

やはり perplexity で調べると、ＣＤＣのイエローブックは１９６７年発刊で、それ以来ずっと黄色の表紙でした。黄色になっている理由は分からなかったです（笑）。ピンクブックについても同様に問い合わせましたが、「表紙がピンクだから」と、にべもない返事でした（笑）。医学とは全然関係ありませんが、こういう「由来」ってどうしても気になって調べてしまいます。性分ですね（笑）。

海外渡航の際に参考になるのは、あとは厚生労働省の海外渡航関係情報ページ「ＦＯＲＴＨ」です。ＦＯＲＴＨとは「FOR Traveler's Health」の略だ……というのは、今、調べてみて初めて知りました（笑）（＊170）。

ＦＯＲＴＨを網羅的に調べたわけではありませんが、情報が古いのが気になります。

例えば、スリランカの項目は平成24年（２０１２年）最終更新とのことで、もう10年以上前の情報です。そこではマラリアのリスクが１年以上ある、と書かれていますが、スリランカは２０１６年にマラリアを根絶しており、ＷＨＯにも認められています。Perplexityで確認してみても、そのように出てきました。

そもそも外務省と厚生労働省が別々に情報提供をしているとか、ただでさえ足りないヒューマン・リソースをどんだけ無駄遣いしてるのでしょう。これに感染症研究所の情報提供もかぶってるので、大損です。

このへん、今度できると聞いている感染対策の専門官庁「危機管理なんとか」（内閣感染症危機管理統括庁、２０２３年9月1日設置）で、改善されるのでしょうか。それともあっちの官僚がこっちの官僚にスライドして名前が変わるだけ～、になるのでしょうか。後者の

資料36　FORTHのスリランカのページ

国別情報：スリランカ

● 気候と気をつけたい病気

- スリランカは熱帯地域に位置し、年間平均気温は27℃前後でほぼ一定しており、年間を通して高温多湿ですが、高地は冷涼です。
  年2回の季節風（南西モンスーンと北東モンスーン）の影響で、季節により降雨量が変化します。南西モンスーンの時期（5月～9月）は、風が山岳地帯に遮られるため島の南西部では特に5～6月に大雨になります。北部から北東部は風下になるため乾燥しています。10月から12月は、全島で雨の多い日々が続きます。北東モンスーンの時期（11月～3月）は、北東部を中心に1月までは雨が多く、逆に南西部では1年で最も雨の少ない時期になります。
- 都市では水道の設備はありますが、水は硬質で軟質の水に慣れた日本人は下痢を起こすことがあります。また、生水や井戸水は細菌や肝炎ウイルスに汚染されていることがあります。飲用にはミネラルウォーターや煮沸した水を利用してください。
- 年間を通じて、生ものによる食中毒などの消化器系の病気が多数発生しています。雨季に入り雨が続くと、下水道などのインフラが整っていないため、トイレなどの下水を含め道路は洪水のようになります。コレラ、サルモネラ感染症、A型肝炎、腸チフス、パラチフス、細菌性赤痢、アメーバ赤痢などの感染症が多く発生します。特に、雨季には食物、水について十分注意し、十分加熱されたものを冷めないうちに食べるようにしましょう。
- 蚊によってうつるデング熱やチクングニア熱などはコロンボ市内でも多くの患者が発生しています。日本脳炎は山間部を除き国内全域で流行があり、モンスーンの時期により年間を通してピークは様々です。
  マラリアは、コロンボなど一部の地域を除き、三日熱マラリア（88%）、熱帯熱マラリア（12%）のリスクが一年を通してあります。
- 野犬が多いようですので、咬まれないように注意してください。
- 都市部でも毒ヘビやサソリ、ムカデがいるので注意が必要です。また、雨季にはヒルが多発する地域があるので、靴下、靴、長袖、長ズボンを着用するなどの対策が必要です。

出所：厚生労働省検疫所「FORTH」／国別情報：スリランカ
https://www.forth.go.jp/destinations/country/srilanka.html

臭いがプンプンするぜ。

　渡航外来を提供しているクリニックは、国際渡航医学会（ＩＳＴＭ）のホームページでリストアップされています（＊171）。例えば日本ではどうかな、と思って「Japan」で検索すると37のクリニックが見つかりました。

　日本渡航医学会だともっと詳しく出ています（資料37）（＊172）。ここで兵庫県をクリックすると、ちゃんと神戸大学医学部附属病院も載っていました（資料38、228頁）。

　さて、次項からは、そういった渡航外来、トラベル・クリニックで特に使われるワクチンをいくつか紹介します。

「自分も渡航時にはワクチン必要かも」ということもあるかもしれません。ご参照ください。

ダニ媒介性脳炎（ＴＢＥ）ワクチン

　ダニ媒介性脳炎（ＴＢＥ：Tick-borne encephalitis）はウイルス感染症です。フラビウイルスといって、日本脳炎ウイルスや西ナイルウイルス、Ｃ型肝炎ウイルス、デングウイルス、さらにはジカウイルスと同じ種類です。

　ヨーロッパのものが有名で、農村地帯や森林でダニ（*Ixodus ricinus*）に噛まれて感染し

資料37　日本渡航医学会のトラベルクリニックリスト

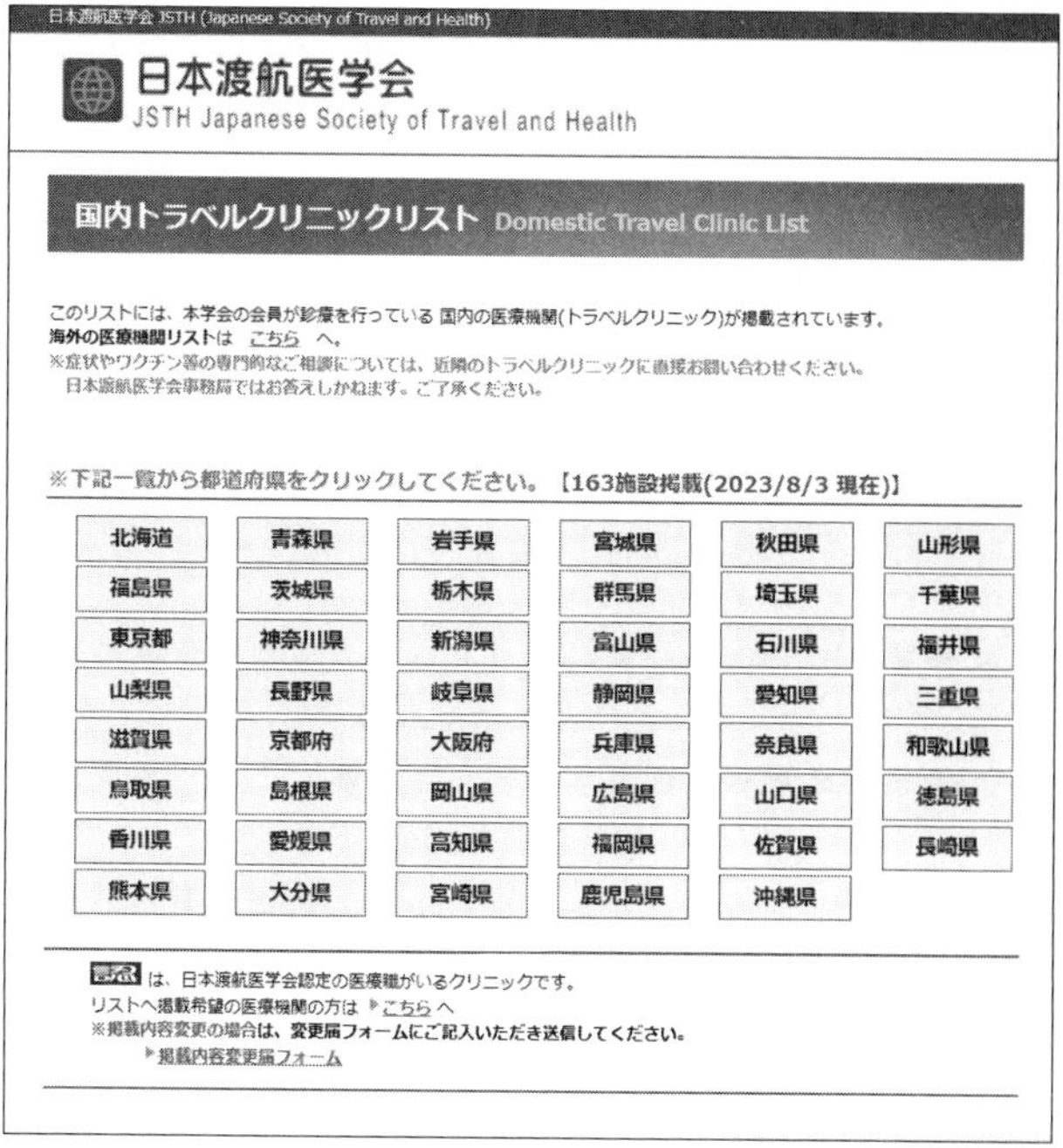

日本渡航医学会 JSTH (Japanese Society of Travel and Health)

日本渡航医学会
JSTH Japanese Society of Travel and Health

国内トラベルクリニックリスト Domestic Travel Clinic List

このリストには、本学会の会員が診療を行っている 国内の医療機関(トラベルクリニック)が掲載されています。
海外の医療機関リストは　こちら　へ。
※症状やワクチン等の専門的なご相談については、近隣のトラベルクリニックに直接お問い合わせください。
日本渡航医学会事務局ではお答えしかねます。ご了承ください。

※下記一覧から都道府県をクリックしてください。【163施設掲載(2023/8/3 現在)】

北海道	青森県	岩手県	宮城県	秋田県	山形県
福島県	茨城県	栃木県	群馬県	埼玉県	千葉県
東京都	神奈川県	新潟県	富山県	石川県	福井県
山梨県	長野県	岐阜県	静岡県	愛知県	三重県
滋賀県	京都府	大阪府	兵庫県	奈良県	和歌山県
鳥取県	島根県	岡山県	広島県	山口県	徳島県
香川県	愛媛県	高知県	福岡県	佐賀県	長崎県
熊本県	大分県	宮崎県	鹿児島県	沖縄県	

は、日本渡航医学会認定の医療職がいるクリニックです。
リストへ掲載希望の医療機関の方は ▶こちら へ
※掲載内容変更の場合は、変更届フォームにご記入いただき送信してください。
▶掲載内容変更届フォーム

出所：日本渡航医学会HP「国内トラベルクリニックリスト」
https://plaza.umin.ac.jp/jstah/02travelclinics/index.html

県

取扱ワクチン																COVID-19*				予防薬				帰国後診療			
						輸入ワクチン																					
◆肺炎球菌（PCV13）	◆肺炎球菌（PPV23）	◆ロタウイルス	◆HPV*	◆インフルエンザ	◆髄膜炎菌	◎A型肝炎	◎B型肝炎	◎A型肝炎+B型肝炎	◎狂犬病	◎Tdap	◎MMR	◎腸チフス	◎髄膜炎菌*	◎ダニ脳炎	◎経口コレラ	〇PCR/抗原/抗体検査	〇証明書	〇新型コロナワクチン	〇診療	★メフロキン	★アトバコン/プログアニル	★ドキシサイクリン	☆アセタゾラミド	■感染症診療	■狂犬病曝露後接種	■減圧症治療	■緊急搬送受入
●	●	●	●	●	●	●	×	×	×	△	×	●	×	●	×	●	×	×	×	△	●	△	●	×	●	×	×
●	●	●	●	●	●	△	△	△	△	△	△	△	△	△	△	●	△	×	△	●	●	●	●	●	●	×	×
●		×	×	●	●	△			△	●	△	●	△	△	△	△	△	×	×	●	●	●	●	●	●	●	×
●	●	×	△	●	●	●	●	●	●	●	●	●	△	△	×	△	△	●	●	△	△	△	△	●	●	×	×
●	●	△	×	△	●	△	×	△	△	△	△	△	△	△	△	△	△	×	×	●	●	●	●	●	●	×	×
△	△	△	△	△	△	×	×	×	×	●	×	●	×	×	×	●	●	●	●	●	●	●	●	×	×	×	×
●	●	×	△	△	●	△	△	△	△	●	△	●	△	△	×	△	×	●	●	×	×	×	×	●	●	×	×
●	●	●	△	●	●	×	×	×	●	●	●	●	×	×	×	△	△	●	●	×	×	×	×	●	●	×	×

資料38　兵庫県内のトラベルクリニックリスト

兵庫																					
	対応可否			健康診断					取												
									国内ワクチン												
医療機関名	診療対象	英文診断書作成	公費定期接種	▼一般検診ほか	▼超音波検査	▼内視鏡検査	▼登山者検診	▼ダイバー検診	◆黄熱	◆A型肝炎	◆B型肝炎	◆破傷風	◆DT/DPT/DPT-IPV	◆IPV	◆狂犬病	◆日本脳炎	◆MR	◆流行性耳下腺炎	◆水痘	◆帯状疱疹	◆Hib
◆岡藤小児科医院 詳細>>>	AC	●	●	●	×	×	×	×	×	●	●	●	●	●	●	●	●	●	●	△	●
◆まさき内科クリニック 詳細>>>	AC	●	●	●	●	●	●	●	×	●	●	●	●	●	●	●	●	●	●	●	●
◆神戸大学医学部附属病院 感染症内科 詳細>>>	A	●	●	●	●	●	●	×		●	●	●	●		●	●	●	●	●		●
◆阿部内科医院 詳細>>>	AC	●	●	●	●	×	×	×	×	●	●	●	●	●	△	●	●	●	●	●	×
◆国立病院機構 兵庫あおの病院 詳細>>>	AC	●	●	●	●	●	×	×	×	●	●	●	●	●	●	●	●	●	●	×	●
◆ならばやし内科・呼吸器内科クリニック 詳細>>>	A	●	×	●	△	×	●	●	×	△	●	△	△	△	△	△	●	△	△	△	△
◆なかじま内科クリニック 詳細>>>	AC	●	●	●	●	×	×	×	×	●	●	●	△	△	●	●	●	△	●	●	△
◆ファミリアメディカル神戸クリニック 詳細>>>	AC	●	●	●	×	×	×	×	×	●	●	●	●	●	●	●	●	●	●	△	●

出所：日本渡航医学会HP「国内トラベルクリニックリスト」「兵庫県」
https://plaza.umin.ac.jp/jstah/02travelclinics/ken/28.html

ます。とはいえ、ヨーロッパだけでなくアジア、日本の北海道でも感染する地域があります。
北海道の道南から道北では、１９９３年以降、５例の報告があります。また、動物の抗体検査では、島根県のげっ歯類でもＴＢＥ抗体陽性の動物が見つかっており、本州にもこのウイルスが存在する可能性があります。

ただし抗体検査の場合、他のフラビウイルスとの交差反応（類似した構造領域を持つ抗原も認識すること）の可能性もあるため、この問題には決着がついていません（*173）（*174）。

アジアで媒介するダニは「シュルツェマダニ（*Ixodus persulcatus*）」です。「ボレリア・ミヤモトイ（*Borreria miyamotoi*）」という回帰熱の原因菌を媒介するのもこのダニです。日本では「ヤマトマダニ（*Ixodus ovatus*）」が媒介します。また、ダニだけでなく、ヤギなどの無殺菌の乳製品からも、このウイルスは感染します。ヤマトマダニは、日本紅斑熱という細菌感染症（リケッチア〔*Rickettsia typhi*〕という病原体による）の原因にもなります。ただし、本土にいるヤマトマダニからはまだＴＢＥの報告はありません。

世界的にＴＢＥの症例は増えつつあります。動向に要注意です。

ウイルスにはヨーロッパ亜型、シベリア亜型、極東亜型の３種類があります。ヨーロッパ亜型は二相性の症状を起こすのが特徴ですが、死亡率は１～２%と低いです。ただし、後遺

資料39　ダニ媒介性脳炎（TBE）ウイルスの地理的分布

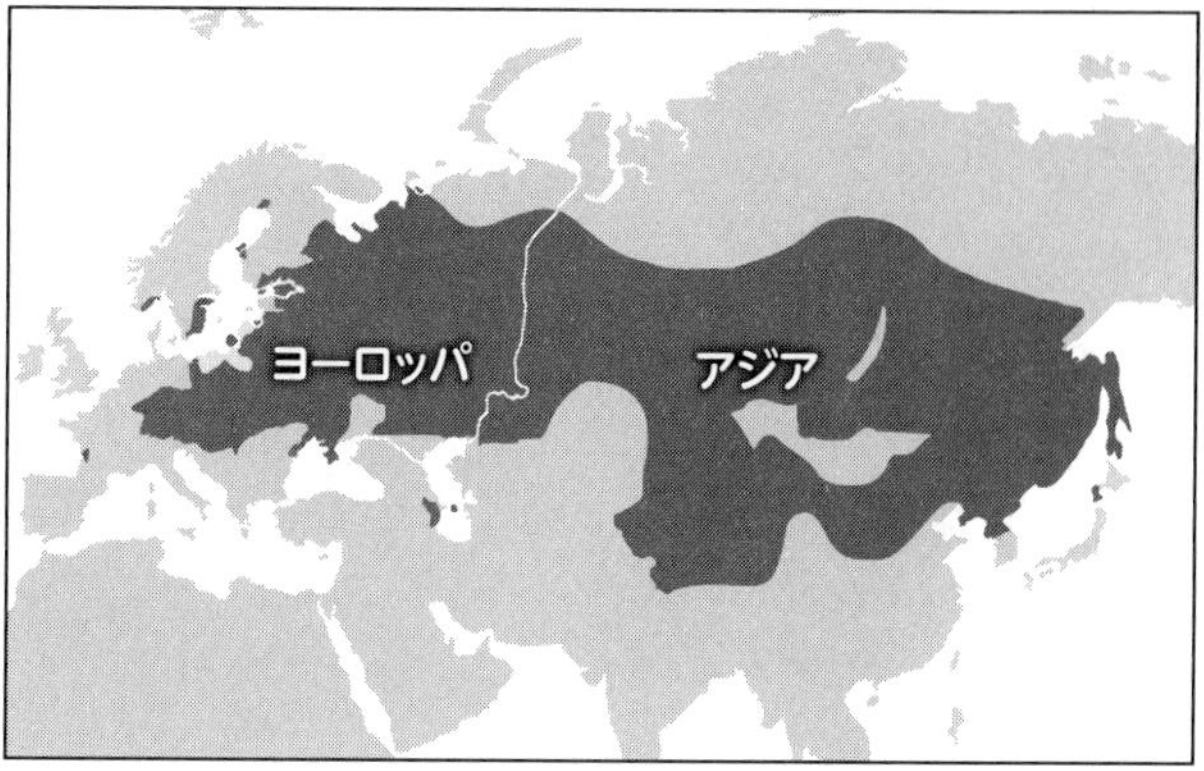

出所：Geographic Distribution. Tick-borne encephalitis (TBE). CDC. 2022.
https://www.cdc.gov/tick-borne-encephalitis/geographic-distribution/index.html

症が残ることが多いです。シベリア亜型の死亡率は6〜8％、極東亜型では20％以上ととても高く、後遺症も30〜40％と高率に起こります。特定の治療法はないため、予防が最も重要になります。

ＴＢＥワクチンは、流行地を旅行するだけであれば、ほとんどリスクはないので必要ありません。が、当該地でダニに噛まれやすい時期（4月〜11月）に滞在し、かつ、狩猟やキャンプなど、野外活動をする場合にのみ、推奨となります。ダニに噛まれないよう、長袖長ズボン、シャツの裾をズボンの中に入れるなど、予防的な服装をすることも大切です。

1歳以上でＴＢＥワクチンは使用できます。3回のワクチン接種で接種終了です。0、4

〜12週間後、9〜12カ月後に接種します（製品によって異なります）。急ぎの場合は、0、7日、21日で接種する緊急法もあります。3年後にやはり曝露リスクが高ければ、ブースター接種するという選択肢もあります。

神戸大学病院では「Encepur」というヨーロッパの製品を輸入して用いています。卵アレルギーの方は禁忌です（＊175）（＊176）（＊177）（＊178）（＊179）（＊180）。

腸チフスワクチン

腸チフスは、サルモネラという細菌が起こす感染症です。英語では「Typhoid fever」といいます。

もともとチフス（typhus）という病気があり、これは先にも触れたリケッチア（*Rickettsia typhi*）という菌が起こす病気でした。そのチフスに似た病気だから「Typhoid」というのです。英語で「-oid」というのは、「なんとかもどき」みたいな接尾辞です。ほら、毒（toxin）を真似て作ったワクチンはトキソイド（toxoid）でしたね。

「Typhoid fever」は熱を出すのが特徴の病気で、腹痛や下痢は必ずしも伴う症状ではありません。そういう意味でも「腸チフス」という病名は適切ではありません。日本の感染症系の名前って、センスがないものが多いんですよ、まじで。

腸チフスは感染症法では2類に分類されていましたが、２００７年から3類感染症に変更となりました。

日本にもサルモネラ菌はいて、特に鶏卵が問題になります。が、腸チフスを起こすタイプの「Salmonella Typhi」は日本ではまれです。そのほとんどは海外で感染した輸入感染症となります。よって、予防接種も海外に行かれる方が対象となります。

腸チフスが多いのは、東南アジア、南アジアです。中南米やアフリカでも報告があります。日本では年間数十例の報告があり、その7〜9割は海外での感染です。まあ、国内でも発生することは、するのですね。

ただ、サルモネラ感染症は抗生物質で治療できるので、ワクチン接種は必須とはいえません。とはいえ、途上国で病気になった時は、病院にかかりにくい、あるいはそもそも病院がないということも珍しくありません。海外渡航時には腸チフスのワクチンは重要になることがあります。

腸チフスのワクチンは、口から飲む経口生ワクチンと、不活化の注射ワクチンの2種類があります。どちらも効果は50%程度と、「まあまあ」です。

経口生ワクチンはカプセルで、隔日で４回飲みます。６歳以上が対象です。渡航１週間前から飲めば免疫が付きます。５年おきに再接種が必要です。

注射の不活化ワクチンは、１回だけの注射でＯＫで、渡航２週間前に接種すれば免疫が付きます。２歳以上が対象です。２年おきに再接種が必要です。

神戸大学病院では「Typhim Vi」という注射ワクチンを扱っています。１万２７６０円で扱っていますが、まあ病気に対する保険と考えれば、それなりにリーズナブルな値段かもしれません。短期間だけの旅行であれば、必ずしもこのワクチンは必要ないと思います。ぼくも途上国での長期間のミッションでなければ、このワクチンは接種しません（＊181）（＊182）（＊183）。

若者の百日咳ワクチン

百日咳は、前にも述べましたが、その名の通りずっと咳が出続けるのが特徴の感染症です。「*Bordetella pertussis*」という菌が原因です。

昔は多かった感染症ですが、小児のワクチン接種が充実してからは激減しました。が、青少年になってワクチンの免疫が弱ってきてからの百日咳が流行しています。

そのため、日本では3種混合ワクチン（ＤＴａＰ）を5歳以降にもう一度接種する、というプラクティスが行なわれることもあります。ただし、これは任意接種になります。

以前は3種混合ワクチンは、大きくなってから接種すると炎症反応が強すぎるために禁忌でしたが、最近開発されたワクチンでは、成人でも接種可能になっています（トリビックなど）。例によって添付文書には皮下注と書かれていますが、医学的には筋注が正しい接種方法です。

海外では、青少年の百日咳予防のためのワクチンが開発・使用されています。これがすでにご紹介しているＴｄａｐです。ＤＴａＰと違い、ジフテリア毒素抗原量が少ないので、局所反応が起きにくいのが特徴です。破傷風の予防にも役に立ちますが、本命は百日咳です。

米国のスケジュールでは11〜12歳で1回接種します。また、過去にＤＴａＰを接種できなかった子どものための「キャッチアップ」として7歳以上にも使えます。こういうところは気が利いていますね（＊184）。

加えて、米国では妊婦にもＴｄａｐの接種が推奨されています。27〜36週で接種するのがよいとされています。これは、妊婦がＴｄａｐを接種することで、新生児の百日咳が減ることがわかっているためです。この話もすでにしました（＊185）。

日本において、百日咳は２０１８年から全例届け出の感染症になっています。年間１万件以上の報告がありましたが、新型コロナが流行してからは2千件台まで激減しました。0～5カ月の子どもにも全体の5％程度の発生がありますから、妊婦のＴｄａｐ接種は検討されるべき問題かもしれません（＊186）。

ただ、局所反応の有無はともかく、日本でも青少年にＤＴａＰは打てるわけで、それでよくね？　という意見もあるでしょう。Ｔｄａｐじゃないとだめなんですか？

もちろん、そういう考え方も「あり」です。

しかし、欧米では学校などでの百日咳の流行を防ぐため、留学の際にＴｄａｐの接種が必須項目になっているところもあります。要注意です。

そのため、渡航外来ではＴｄａｐを提供しているところもあるのですね。

神戸大学病院には「Boostrix」というＴｄａｐが入っています。

コレラワクチン

現在、日本にはコレラはありませんが、海外では定期的にアウトブレイクが起きています。

とはいえ、安全な飲食物を選択できる環境であれば、コレラワクチンは基本的に必要ないと思います。ぼく自身、海外のミッションでコレラワクチンを使ったことはありません。

神戸大学病院では「Dukoral」という経口ワクチンを提供しています。複数のコレラ菌を用いて作った不活化ワクチンです。これは1〜6週間空けて、2回投与します。2歳以上で飲むことができ、2年以上は効果が持続します。効果は6〜7割といったところです。経口ワクチンは生ワクチンのことが多いのですが、これは珍しい例外ですね。

他にも、「ShanChol」とか「Euvichol-Plus」といった経口ワクチンが存在します。

注目したいのは比較的最近出てきた「Vaxchora」というワクチンです。これは1回投与型の経口生ワクチンで、効果は3〜6カ月しかありません（それ以上は検証されていません）。これは、どちらかといえば、災害対策など短期中期滞在型のワクチンです。出発の10日前から服用でき、最初の10日間では効果は90％、3カ月以内なら80％の効果という優等生です。ただし、本稿執筆時点では、米国での販売が停止されているようです。どうも、新型コロナのパンデミックで海外渡航者が激減し、需要がないからというのが理由みたいです（＊187）（＊188）（＊189）（＊190）。

デングワクチン

デング熱のワクチンは、日本では承認されていませんし、トラベル・クリニックでも扱っているところはあまりないと思います。調べた限りでは日本でデングワクチンを提供しているトラベル・クリニックは見つかりませんでした（あったら、教えてください）。

米国で使われているのは「Dengvaxia」です。9～16歳で、かつ過去にデング熱に感染し、かつデング熱の流行地に住んでいることが使用条件になります。めっちゃくちゃ狭い適応ですね（笑）。

一方、ＥＵでは成人に承認されています。世界保健機関（ＷＨＯ）は9歳から45歳までに推奨しています。やはり過去にデング熱の既往があることが条件です。

デングウイルスには4つの異なる血清型があるのですが、過去にデング熱に感染し、さらに異なる血清型のデングに感染すると、重症型のデング出血熱を起こすリスクが高いのです。これを防ぐために用いられているのがこの「Dengvaxia」なのです。

「Dengvaxia」は6カ月ごとに3回接種します。4種類のデングの血清型をカバーする生ワクチンで、皮下注で接種します。

また、接種の条件として、過去にデング熱に感染していることが必要なので（6カ月以上前）、接種前の抗体検査（など）が必須です。

過去に感染歴がない子どもがワクチン接種を受けた場合、ワクチン接種後のデングウイルス感染で重症型のデング出血熱を発生するリスクが高いからなのだそうです。

臨床試験での効果は30％程度。微妙ですねー（＊191）（＊192）（＊193）（＊194）。

さて、そんな中、日本の武田薬品が新たなデングワクチンを開発しました。

「QDENGA」といって、4種類の血清型すべてをカバーする生ワクチンで、皮下注です。そこは「Dengvaxia」と同じですね。

「Dengvaxia」と違うのは、過去の感染歴や予防接種歴と無関係に接種できることです。これは面倒くさくないから朗報ですね。

「QDENGA」はデング熱が流行しているブラジルなどで承認されています。2回の接種を受けた小児では、2年後に効果は67％、デング熱による入院に対しては89・2％で、「Dengvaxia」よりもずいぶん優秀みたいです。インドネシアでは成人にも承認されています。日本発のワクチンが海外で高い評価を受けるのは素晴らしいことです。こういう事例がもっともっと増えるといいですね（＊195）（＊196）。

いずれにしても、デングワクチンはデング熱の流行地での小児に利益があるものですから、現地に住みたいというご家族のお子さんだけが利益を受けるようです。

マラリアワクチン

マラリアのワクチンは実用化されていない、と前に申し上げましたが、じつは早晩、実用化されるかもしれません。

懐かしい話ですが、ぼくが医学生だった１９９０年代前半、友人たちで英文の科学誌、『Scientific American』の総説論文を輪読するという勉強会をやっていました。

その時読んだのが「マラリアワクチン」の話でして、なぜマラリア原虫に対するワクチン開発が「うまくいかない」のかを勉強しました。

マラリア原虫は表面抗原を変異させていく巧妙なメカニズムがあり、マラリア原虫に対する免疫反応が起きにくいのでした。当時読んだ論文を探してみたのですが、見つからない……見つけた方は教えてくださいー。

２０２１年、世界保健機関（ＷＨＯ）は、史上初のマラリアワクチンを承認しました。「ＲＴＳ，Ｓ」という変な名前のこのワクチンは、５歳未満の小児に使用されるワクチンです。商品名は「Mosquirix」で、これも（やや）変な名前です。

マラリアは小児で特に死亡リスクが高いです。よって、リスクの高い小児をワクチンのターゲットにするというのは理にかなった判断です。

「Mosquirix」は4回注射が必要で、重症マラリアの予防効果は30％程度。48カ月後のマラリア発症抑制効果も2～3割程度でした。微妙です。が、試算では年間2万人以上の人命を救える可能性が見積もられています（＊197）（＊198）。

さて、２０２３年になって、別のマラリアワクチンがガーナで承認されました。「Ｒ21」と呼ばれる、ウルトラ警備隊の秘密兵器みたいな名前のこのワクチンは、「Mosquirix」よりも効果が高いと考えられ、とても期待されています。ＷＨＯも承認を検討しているところです（＊199）。

ブルキナファソで行なわれた臨床試験では、アジュバントの多いワクチンで接種すれば効果は80％だったのです（＊200）。

「ＲＴＳ，Ｓ」も「Ｒ21」も、マラリア原虫とＢ型肝炎ウイルスのタンパク質を用いて作られたワクチンです。どちらも感染してから、原虫が赤血球に感染する「前」に作用することを期待されたワクチンです。しかし、Ｒ21のほうが多くのマラリア原虫タンパクを用いています。これが効果の違いなのかもしれません。

黄熱ワクチン

黄熱病も、ワクチンで予防できるウイルス感染症です。

以前は10年に1回追加接種が必要でしたが、現在では生涯で1回接種すればよいことになり、とても便利になりました。黄熱病のワクチン接種証明書がないと渡航できない地域もあるので、これはとても大事です。

本来はトラベル・クリニック、渡航外来で提供すべきワクチンですが、日本ではそれができません。海外では普通なのに。なんで?

黄熱ワクチンは生ワクチンです。とはいえ、特別に危険なワクチンでもありません。しかし、現在、日本で黄熱ワクチンは原則、検疫所で接種することに決まっているのです。しかし、そもそも検疫所は医療機関ではありませんし、アナフィラキシーなど副作用が起きた時の緊急対応にも慣れていません。検疫所で接種しなければならない必然性はないと思います。

すでに東京では、国立国際医療研究センターや東京医科大学病院渡航者医療センターで接種できます(特例?)(資料40)。

なんか、調べると九州大学病院とか大阪市立総合医療センターでも、黄熱ワクチンは接種

資料40　黄熱の予防接種についての東京検疫所HPの案内

■黄熱の予防接種について

Q７　黄熱の予防接種は、日本国内ではどこで受けられますか？

Ａ７　　日本国内では、全国の検疫所、（財）日本検疫衛生協会の診療所、国立国際医療研究センター、東京医科大学渡航者医療センター（詳細はFORTHのホームページの黄熱ワクチン接種機関一覧をご覧ください）で接種することができます。その他の医療機関では接種することができません（Ｑ２もご参照ください）。

出所：「海外渡航に関するQ&A」東京検疫所（厚生労働省）HP
https://www.forth.go.jp/keneki/tokyo/syokai/kaigaitokouQ&A.htm#Q7

できるみたいです。なし崩し的に例外事項はポロポロと存在するのです。「基準はどこやねん」と突っ込みたくなります（＊201）（＊202）。

神戸市などは、検疫所は街から離れた場所にあり、ユーザー的にも不便です。というか、神戸市民はまだましなほうで、地方に住んでいる人は、全国でも数少ない検疫所までわざわざ行かねばならずとても不便です。

海外のように渡航外来で普通に接種できるようになるべきです。

例えば、ニューヨーク州だと、黄熱ワクチンを提供するクリニックが３７２あるそうです（２０２３年９月検索）（＊203）。

軍隊用のワクチン

輸入ワクチンでも使われていませんが、軍隊用に使われているワクチンには以下のようなものがあります(＊204)。

◆ライム病ワクチン

ボレリアという細菌がダニを介して発症するライム病。

もともと、ライムというのは米国の場所の名前なのですが、ライム病は地域性が強く、米国東部の一部や、オーストラリアなどに限定的に流行しています。

日本でもライム病はあり、特に北海道などで報告が多いのですが、ぼくも兵庫県で見つけたことがあり、おそらく見逃し症例が多いものと思います。熱、皮疹、関節痛など、非特異的な症状で発症し、「知らないと診断できない」病気の1つです(＊205)。

効果的なライム病ワクチンは開発され、米国でも承認されたのですが「売れない」という非常に分かりやすい理由で、現在、市場には提供されていません。さすがは（?）市場経済主義国家の米国ならではです(＊206)(＊207)。

◆ワイル病ワクチン

レプトスピラという細菌が起こすのがワイル病です。ネズミの尿から病原体が出てきてヒトに感染します。日本では沖縄でよく見つかる病気です。

日本では４つの血清型に対してワクチンが製造されているのですが、臨床的な予防効果は不明です。犬などの動物に対するワクチンはあるそうですが、ぼくは獣医学は専門外（素人）なので詳しいことは存じません（＊208）。

◆炭疽菌ワクチン

炭疽は炭疽菌（*Bacillus anthracis*）が起こす感染症です。重症化しやすい感染症ですが、生物テロの目的で使用される菌としても有名です。詳しくはぼくが書いた『バイオテロと医師たち』（集英社新書、「最上丈二」というペンネーム）をご参照ください。

ワクチンは軍人用に用いられています。中東などの戦場では土壌に炭疽菌がいて、軍人の間でアウトブレイクが起きたりするからです。ただし、副作用が強いそうで、米国でも軍人の中で医療訴訟が起きたりしているようです。日本では未承認です。菌に曝露した時は抗菌薬による曝露後予防（ＰＥＰ）が可能です（＊209）（＊210）。

◆天然痘・サル痘（Ｍｐｏｘ）ワクチン

天然痘は根絶されたウイルス感染症ですが、すでに述べたようにワクチンの成功譚《たん》第1号の記念すべき感染症でもあります。

現在でも、バイオテロ目的の天然痘使用は懸念されるところです。また、最近ではサル痘（Ｍｐｏｘ）にも天然痘ワクチンが効果があると考えられています。よって、国家レベルでの備蓄が重要になります。日本でもテロ対策の目的で天然痘ワクチンが備蓄されていますが、テロ対策の観点から備蓄量などは公表されていません（＊211）。

米国ＣＤＣは、サル痘対策のための天然痘ワクチン接種を以下の方に提供しています。

・サル痘曝露がある。
・サル痘と診断された方と2週間以内に性交渉があった。
・ゲイ、バイセクシャル、あるいはその他の男性とセックスする男性、あるいはトランスジェンダー、あるいはジェンダーを男性、女性のどちらかに規定できない（ノンバイナリー）、あるいはジェンダーに多様性がある人物で、かつ過去6カ月に性感染症に罹患したか、１人以上のセックス・パートナーがいる場合。
・過去６カ月に風俗業での性交渉があるか、Ｍｐｏｘが発生している地域での大きな商業イベント関連のセックスがある場合。
・上記のリスクを持つセックス・パートナーがいる。
・上記のいずれかのシナリオの体験が予想される。
・ＨＩＶ感染あるいは免疫抑制があり、最近、上記の体験の経験があるか、将来起きることが予想される。
・オルソポックスウイルスを扱うラボで働いている、あるいはオルソポックスウイルスに対する医療チームの一員で、Ｍｐｏｘ曝露のリスクがある。

非常に細かいですね。おそらく、疫学情報からこのように規定されたのでしょう。

こういう方には米国では「ＪＹＮＮＥＯＳ」という比較的新しい天然痘ワクチンが提供されます。生ワクチンなのに複製能力がない「Modified Vaccinia Ankara」というウイルスを使ったワクチンです。免疫抑制があるＨＩＶ感染者などでも使用可能です。４週間空けて２回接種となります。皮内注射のワクチンで、前腕や背中などに接種するようです。

昔は天然痘ワクチンは、刺股《さすまた》のような針でグサグサ刺していくという、結構、野蛮なやり方をとっていました。「野蛮じゃない」ワクチンも開発されたということで、何事も進歩するのですね（＊212）（＊213）（＊214）。

あと、米国では「ＡＣＡＭ２０００」という、これまた宇宙船内のロボットみたいな名前の天然痘ワクチンがあります。こちらは伝統的なグサグサ刺すワクチンで、従来のように増殖能もあります（＊215）。

日本で承認されているのは「ＬＣ16」というＫＭバイオロジクスが製造しているワクチンです。こちらも「ＡＣＡＭ２０００」同様、古典的な、二叉《ふたまた》の針を用いてグサグサ刺すタイプのようです（＊216）。

ちなみにですが、ＫＭバイオロジクスとはやや聞き慣れない名前ですが、これは熊本にある会社で、２０１８年の設立です。

従来、ワクチンを作っていた化血研（化学及血清療法研究所）がワクチンの不正製造を行ない、出荷停止命令が出てしまったために、事業継承のために作られた会社です。明治ホールディングスが事業を継承したため、熊本のＫと明治のＭを付けてＫＭバイオロジクスとなったようです（＊217）（＊218）。

伝統的に、天然痘ワクチンは「めっちゃ効果が高い」ワクチンでして、天然痘の撲滅に寄与しました。サル痘に対して天然痘ワクチンがどのくらい効果があるかは、臨床データが乏しいので、本稿執筆時点ではよく分かっていません。

◆アルゼンチン出血熱ワクチン

アルゼンチンのウイルス感染症、アルゼンチン出血熱。１９５８年に発見された感染症で、致死率は10～30％といわれています。ネズミなどげっ歯類から感染します。アルゼンチンの４地域で発生しており、５６０万人程度が感染リスク下にあるとされます。毎年数十人の患者が報告されています。

この感染症に対しては「Candid#1」というやや不思議な名前の生ワクチンが米国のソーク研究所で開発され、アルゼンチンでは使用できるようになっています(＊219)(＊220)。

◆エボラウイルス感染症ワクチン

２０１４年から西アフリカで猛威を振るったエボラウイルス感染症（エボラ出血熱）。当時はワクチンも治療薬もなく、まー、大変だったのですが、その後ワクチンが開発されました。

「ERVEBO」という名前のワクチンは、ザイール型のエボラウイルス感染に対して、18歳以上に使用できます。1回接種の生ワクチンです。濃厚接触者に接種すると、2次感染は起きなかったという報告があります(＊221)(＊222)。

◆ボツリヌス症ワクチン

嫌気性菌である「*Clostridium botulinum*」が作るボツリヌス毒素が起こす神経疾患がボツリヌス症です。最近はこの毒素を逆手に取って、シワ取りのための治療に応用していますね（ボトックス）。ウイルスベクターを用いたワクチンが開発されています(＊223)。

◆チクングニア熱ワクチン

デング熱同様、蚊によって媒介される感染症です。症状もデング熱に似ており、熱や関節痛が特徴的です。地球温暖化に伴い、流行地域が拡大している感染症でもあります。

新しいワクチンが開発されており、現在研究中です。実用化されるかどうかは本稿執筆時点では分かりません(＊224)。

◆東部ウマ脳炎ワクチン

鳥↓蚊↓人間（あるいは馬）と感染するウマ脳炎があり、流行地域によって東部ウマ脳炎、西部ウマ脳炎、ベネズエラウマ脳炎があります。

東部ウマ脳炎（ＥＥＥ）のワクチンは１９８０年代に開発されており、馬には使用されていますが、人間では安全性が確立されておらず、使用には至っていません。値段が非常に高いのも問題のようです。同様に、ベネズエラウマ脳炎、西部ウマ脳炎（ＷＥＥ）のワクチンも開発途上です（＊225）（＊226）。

◆ペストワクチン

「*Yersinia pestis*」というグラム陰性菌が起こす感染症、ペストは、世界史において人類の恐怖の対象でした。ネズミからノミ、ノミから人に感染するこの細菌は、「黒死病」として知られており、14世紀にはヨーロッパで巨大な流行を起こしたのでした。日本でもペストの流行はありましたが、現在、日本国内にはペスト菌はいません。

ペストのワクチンの歴史は非常に古く、すでに19世紀には開発されていました。が、その効果や安全性は十分に検証できていませんでした。

米国では現在、承認されているペストワクチンがあります。米国では西海岸を中心にペスト菌が存在しており、時々、患者が発生しています。ぼくも米国で感染症フェローをしていた時に、西海岸からの旅行者のペストを1例だけ経験したことがあります。

米国ではペストワクチンは、ペスト菌を扱う細菌検査室の検査技師や、ペスト流行地に勤務する職員、ネズミやうさぎとの接触が多い人に提供されています。11歳以上に3回のワクチンを接種します。過敏反応など副作用が10%程度に発生するようです（＊227）。

日本国内にはペストワクチンは存在しないようです（＊228）。

◆野兎病ワクチン

やはりバイオテロに使われるのではと懸念されているのが野《や》兎《と》病《びょう》、「*Francisella tularensis* 感染症」です。急性熱疾患で、日本でも21世紀になってから、青森県、福島県、千葉県で報告があります。おそらく診断されていない症例がもっとあるものと推測されます。

ワクチンは開発中だそうですが、実用化はされていないそうです（＊229）（＊230）。

Ⅳ　ワクチンの未来

安全性と簡便さの追求

さて、ここまでは「ワクチンのこれまで、そしてワクチンの今」を解説してきました。本書で説明した通り、ワクチンは天然痘対策として最初に誕生しました。その後は細菌感染、ウイルス感染など様々な感染症に対応する一方で、感染に由来するがんなどの予防にも役に立ってきました。

では、ワクチンの「未来」はどのようなものでしょうか。

まずは、現在実用化されていないワクチンの開発です。多くの感染症には、効果的な予防接種が存在しません。特に求められているのが、エイズの原因たるＨＩＶに対するワクチンです。

また、現存するワクチンも、何度も接種しなければならなかったり、望まない副作用があったりして、理想的とはいえません。

注射は痛いから嫌、という人も多いですね。ロタウイルスのワクチンのように、口から飲むワクチンもありますし、鼻に噴霧できるインフルエンザワクチンも開発されました。

しかし、こうしたワクチンは生ワクチンなので、妊婦や免疫抑制のある方には安全には使えませんから、こういう方たちへのより安全なワクチンの開発も必要です。

いろいろ、論点は尽きないのですが、いずれにしてもこうした「注射じゃないワクチン」がもっと普及したほうがよいのかもしれません。ワクチンの簡便さ、安全性の追求が求められます。

また、もっと素早く、お金をかけずにワクチンを開発できるのが望ましいでしょう。mRNAワクチンは開発するスピード、そしてコストが抑えられているのが特徴ですが、今よりもさらに迅速、簡便に大量生産できるプラットフォームが開発されるのではないでしょうか。期待しています。

管理や保管の簡便さも重要です。

新型コロナのmRNAワクチンは、非常に低い温度で保存する必要がありました。マイナス60℃とかマイナス80℃での管理が必要でした。特殊な冷凍庫が必要で、特に電力が不十分な途上国では十分に供給できないと考えられていました。

しかし、その後、マイナス20℃での管理も可能になりました。また、現在では冷蔵庫で保存するくらいの温度（2～8℃）でも1カ月程度は保存が可能です（＊231）（＊232）。

今後は電力の乏しい途上国でも運用しやすい、常温で長期保存が可能なワクチンの開発も期待されています。なんといっても感染症が問題となるのは途上国のことが多いですから。

制度上の問題

制度上の進歩も大事です。すでに米国で走っている、ワクチンの副作用を自動的に察知するシステム（ＶＡＥＲＳ：Vaccine Adverse Event Reporting System）や、ＡＩを駆使したアウトブレイクの察知システムはとても重要です。問題を素早く見つけて、対応するのです。日本はテクノロジーや情報マネジメントの領域で、海外の先進国に比べるとかなり遅れています。ワクチンを安全に活用したいのならば、遅れがちで因果関係もはっきりしない申告制度だけでなく、テクノロジーを駆使した自動検出システムの導入が欠かせません。

日本の場合はさらに深刻な問題が多々あります。

いまだに紙ベースで失くすと大変な母子手帳、同時接種が普及していない問題、冗長だけどリスクヘッジには役に立っていなそうな、わけの分からん問診票、ワクチン接種周辺の書類に同じことを何度も記載させる非生産性。このへんの「無駄」がずっと放置されてきたのが日本です。

そもそも日本の医療界では「生産性」とか「効率」は悪いことだと信じられてきました。今もそう信じている人は結構います。歯を食いしばって、睡眠時間を削って、休日返上でやらないと「仕事をしたことにならない」というわけです。

このようなブラック企業体質は、昭和な右肩上がりの時代には許容されました。人口も増え続けた時代で、「嫌ならやめろ。代わりはいくらでもいる」時代だったのです。今は嫌になって辞められてしまえば代わりの人はいません。

ヒューマンリソースは大事なリソースです。アタリマエのことが、ようやく自覚されつつある、まだまだ時代遅れなエートスたっぷりの日本の医療界です。あ、これって保健所など公衆衛生領域や、霞が関界隈の官僚たちも同じですね。ブラック・エートスにどっぷり浸かっています。早く直さないと、みんな滅びてしまうぞ。

リスク・コミュニケーションの進歩も重要です。米国の感染症業界は科学面やシステム整備ではとても進んでいて、ＣＤＣも専門のリスク・コミュニケーション部門を持っていました。しかし、新型コロナの蔓延で、そのＣＤＣですら、コロナ界隈のデマ、ミスインフォメーション、ディスインフォメーションの問題を克服することはできませんでした。

現存するリスク・コミュニケーションのノウハウは欠点が多く、まだまだ改善の余地がありそうです。

ワクチン開発と、臨床研究の遅れ

産業構造の制度設計も重要だと思います。
日本では多くのワクチン開発は、半官半民的な「研究所」で開発、製造、販売してきました。かつての「化学及血清療法研究所（化血研）」や「大阪大学微生物病研究所（微研）」などがそれに該当すると思います。

ぼくはワクチンを使うほうの専門家で、作るほうの専門家ではありません。ですからワクチン開発は行なったことがないのですが、おそらくはこういう研究所では、海外の製薬企業に比べると、資金力やヒューマンリソースが十分ではないように思います。

これはいろいろな弊害の原因となりました。

かつては、こうした国内の製造拠点を保護するために、海外の優れたワクチンがなかなか輸入されてきませんでした。典型例はインフルエンザ菌のワクチン、Ｈｉｂで、海外では重症のＨｉｂ感染症がほぼ皆無な状態なのに対して、日本ではずっと、小児の重症Ｈｉｂ感染症を見続けなければなりませんでした。

ようやく21世紀になって、優れた海外のワクチンも日本に入ってくるようになったのですが、「海外のワクチンを活用すればよい」ということになり、国内でのワクチン製造、開発力はますます下がってしまった可能性があります。そんな中、化血研の製造工程不正が発覚し、日本のワクチン開発はさらに困難になってしまった感があります。

また、せっかく開発したワクチンも、臨床研究でその効果を確認できてこなかったのも問題です。これは感染症領域における日本の臨床研究力が高くないためです。

そもそも日本では、感染症の臨床専門家が非常に少なかったわけで、ようやくこの数十年に、臨床現場で感染症の専門家が少しずつ活躍するようになってきました。それでも絶対数でいえば、諸外国に比べると、日本の感染症のプロは非常に少ないのが現実です。日々の診療だけでも人手不足なのに、これに加えて質の高い臨床研究となると、とても手が回りません。ここでもヒューマンリソースの問題は深刻です。

今後は日本でも、ワクチンの研究、開発、そして臨床研究による効果や安全性の確認といったところにヒトやカネを回していく必要があります。そうしなければいつまで経っても日本は「感染症後進国」「ワクチン後進国」のままです。

時代遅れのシステムからの脱却を

制度上の問題はまだあります。日本では予防接種法における定期接種、任意接種の「非科学性」も大きな問題です。繰り返しますが、「定期」とか「任意」といった区分けは詭弁に過ぎず、科学性も合理性もありません。ワクチンで予防ができる病気は全部「推奨ワクチン」にすればいいのです。なんでややこしく面倒くさく、制度をこねくりまわし、挙句の果てに結果が出ない、という悲しいことをするのでしょう。

各ワクチンの「推奨」を国会にあげないといけないという意味不明な仕組みも、令和の時代にまだ保持するつもりでしょうか。

医学的に皮下注より筋注のほうがよいと分かっているのに直せない。同時接種が可能なのに直せない。世界標準のプラクティスが遂行されず、いつまで経っても時代遅れなガラパゴスなままで、それをさせているのが時代遅れなシステムです。

キャッチアップのシステムが整備されていないのは特に大きな問題です。少子化が進み、人口が減っていく日本では、海外からたくさんの方が移住してくることでしょう。その時、ちゃんと予防接種を提供できなければ、「現在流行していない感染症」が再び流行する環境を作ってしまいかねません。

人間は「予定通り、計画通り」に行動するとは限らないわけですから、スケジュールに乗っかれなかった方々のためのキャッチアップ制度は必須です。

こうした諸問題は、すでに何十年も前から、僕ら感染症の専門家が指摘してきたことなのです。問題点がはっきりしないのではなく、なにが問題で、どうすればよいかははっきりしているのです。

分かっている問題を是正できないのも、日本行政あるあるな病理です。いつまでもそういう親方日の丸的、殿様的態度をとっていて、許されるわけがありません。

直すべきは直す、すぐ直す。今直す。そうすれば日本が予防接種の後進国と揶揄《やゆ》されることはなくなるでしょう。新型コロナ問題で示すことができたように、世界をリードする予防接種の先進国に上り詰めることだって決して不可能ではないのです。

そのような未来を夢見ています。いつか日本でワクチンがないために苦しむ病気が一掃されることを。日本がワクチン先進国であるとして、諸外国の敬意を勝ち取ることを。

キング牧師のようにぼくも言いたいのです。「I have a dream……」と。

おわりに

予防接種の本を3冊も書くことになるとは思っていませんでした。何度書いても、書き足りないという不全感が残るせいでしょうか。

ちまたにはびこる陰謀論、デマ、インフォデミックの影響がまだまだ強く、メッセージを発信し続ける必要を感じ続けているからでしょうか。

あるいは日本の予防接種制度がいつまで経ってもエクセレントなものにならないため、イライラがおさまらないからでしょうか。

たぶん、その全部なのでしょう。

本当だったら、国が、国民・住民向けの「予防接種のガイド」を公表し、それが科学的に妥当で、制度的にもしっかりしたもので、「これさえ読んどけば、予防接種はもう大丈夫！」となっているべきなんです。

そうすれば、もうワクチンの本など書く動機もなくなるわけで。要するに日本の怠慢のせいで、本書ができました。

「本来なら書かなくてもよいはずのコンテンツを書かされた」感が強いので、本書の作成はどうもムムムな感じですが、それでも多くの人に手にとって読んでいただきたいと思います。なんか、怒りが込み上げてくる「おわりに」で申し訳ございません。

本書の作成は、いつものように草薙麻友子さんの多大なるご助力を得ました。心から感謝申し上げます。

岩田健太郎

＊追記　本書の校正時に、ＲＳウイルスワクチンが承認されました。ＲＳウイルス感染症は、これまでしっかりした治療法も予防法も確立していませんでしたが、高齢者の発症予防の堅牢なエビデンスが出たために、スピーディな承認となりました。日本の予防接種界は（それでも）前進しているのだと、少しホッとした次第です。

gov/mmwr/preview/mmwrhtml/00041848.htm（閲覧日 2023 年 3 月 24 日）

（＊228）「ペストとは」国立感染症研究所 HP　Available at: https://www.niid.go.jp/niid/ja/kansennohanashi/514-plague.html（閲覧日 2023 年 3 月 24 日）

（＊229）Barry EM, Cole LE, Santiago AE. Vaccines against tularemia. Hum Vaccin 2009; 5:832-838.

（＊230）「野兎病について」厚生労働省 HP　Available at: https://www.mhlw.go.jp/bunya/kenkou/kekkaku-kansenshou06/（閲覧日 2023 年 3 月 24 日）

（＊231）「ファイザーワクチン、日本でも通常冷凍保存に　条件緩和」日本経済新聞電子版（2021 年 3 月 1 日）　Available at: https://www.nikkei.com/article/DGXZQODZ018XS0R00C21A3000000/（閲覧日 2023 年 4 月 25 日）

（＊232）Kis Z. Stability Modelling of mRNA Vaccine Quality Based on Temperature Monitoring throughout the Distribution Chain. Pharmaceutics 2022; 14:430.

AA%E3%83%AD%E3%82%B8%E3%82%AF%E3%82%B9&oldid=94310190（閲覧日 2023 年 4 月 25 日）
（＊218）「化学及血清療法研究所」Wikipedia. 2022; Available at: https://ja.wikipedia.org/w/index.php?title=%E5%8C%96%E5%AD%A6%E5%8F%8A%E8%A1%80%E6%B8%85%E7%99%82%E6%B3%95%E7%A0%94%E7%A9%B6%E6%89%80&oldid=92451894（閲覧日 2023 年 4 月 25 日）
（＊219）Ambrosio A, Saavedra M, Mariani M, Gamboa G, Maiza A. Argentine hemorrhagic fever vaccines. Hum Vaccin 2011; 7:694-700.
（＊220）Veliziotis I, Roman A, Martiny D, et al. Clinical Management of Argentine Hemorrhagic Fever using Ribavirin and Favipiravir, Belgium, 2020. Emerging Infectious Diseases 2020; 26. CDC. Available at: https://wwwnc.cdc.gov/eid/article/26/7/20-0275_article（閲覧日 2023 年 3 月 24 日）
（＊221）Ebola Vaccine: Information about ERVEBO®. Clinicians. Ebola（Ebola Virus Disease）. CDC. 2023. Available at: https://www.cdc.gov/vhf/ebola/clinicians/vaccine/index.html（閲覧日 2023 年 3 月 24 日）
（＊222）Choi MJ, et al. Use of Ebola Vaccine: Recommendations of the Advisory Committee on Immunization Practices, United States, 2020. MMWR Recomm Rep 2021; 70. Available at: https://www.cdc.gov/mmwr/volumes/70/rr/rr7001a1.htm（閲覧日 2023 年 3 月 24 日）
（＊223）Sundeen G, Barbieri JT. Vaccines against Botulism. Toxins（Basel）2017; 9:268.
（＊224）Bennett SR, McCarty JM, Ramanathan R, et al. Safety and immunogenicity of PXVX0317, an aluminium hydroxide-adjuvanted chikungunya virus-like particle vaccine: a randomised, double-blind, parallel-group, phase 2 trial. The Lancet Infectious Diseases 2022; 22:1343-1355.
（＊225）Why is there a EEE vaccine for horses but not for humans?. Tufts Now. 2019. Available at: https://now.tufts.edu/2019/09/13/why-there-eee-vaccine-horses-not-humans（閲覧日 2023 年 3 月 24 日）
（＊226）Stromberg ZR, Fischer W, Bradfute SB, Kubicek-Sutherland JZ, Hraber P. Vaccine Advances against Venezuelan, Eastern, and Western Equine Encephalitis Viruses. Vaccines（Basel）2020; 8:273.
（＊227）Plague Vaccine. MMWR. CDC. Available at: https://www.cdc.

（＊207）Steere AC, Sikand VK, Meurice F, et al. Vaccination against Lyme Disease with Recombinant Borrelia burgdorferi Outer-Surface Lipoprotein A with Adjuvant. Lyme Disease Vaccine Study Group. N Engl J Med 1998; 339:209-215.

（＊208）「レプトスピラ症とは」国立感染症研究所 HP　Available at: https://www.niid.go.jp/niid/ja/kansennohanashi/531-leptospirosis.html（閲覧日 2023 年 3 月 24 日）

（＊209）What to know about the anthrax vaccine. Medical News Today. 2022. Available at: https://www.medicalnewstoday.com/articles/anthrax-vaccine（閲覧日 2023 年 3 月 24 日）

（＊210）「炭疽　anthrax」東京都感染症情報センター HP　Available at: https://idsc.tmiph.metro.tokyo.lg.jp/diseases/anthrax/（閲覧日 2023 年 3 月 24 日）

（＊211）「"サル痘" ふせぐ天然痘ワクチン『国内で生産備蓄』」テレ朝 news　Available at: https://news.tv-asahi.co.jp/news_society/articles/000256125.html（閲覧日 2023 年 3 月 24 日）

（＊212）Mpox Vaccination Basics. CDC. 2023. Available at: https://www.cdc.gov/poxvirus/mpox/vaccines/index.html（閲覧日 2023 年 4 月 25 日）

（＊213）How to Administer Intradermal Vaccine in Forearm, Deltoid, and Scapula. CDC. 2022. Available at: https://www.youtube.com/watch?v=dRsQf_UHsjs（閲覧日 2023 年 4 月 25 日）

（＊214）FDA approves first live, non-replicating vaccine to prevent smallpox and monkeypox. FDA, 2019. Available at: https://www.fda.gov/news-events/press-announcements/fda-approves-first-live-non-replicating-vaccine-prevent-smallpox-and-monkeypox（閲覧日 2023 年 4 月 25 日）

（＊215）Vaccines. Smallpox. CDC. 2022. Available at: https://www.cdc.gov/smallpox/clinicians/vaccines.html（閲覧日 2023 年 4 月 25 日）

（＊216）「医療用医薬品：乾燥細胞培養痘そうワクチン」（乾燥細胞培養痘そうワクチン LC16「KMB」）　Available at: https://www.kegg.jp/medicus-bin/japic_med?japic_code=00067596（閲覧日 2023 年 4 月 25 日）

（＊217）「KM バイオロジクス」Wikipedia. 2023; Available at: https://ja.wikipedia.org/w/index.php?title=KM%E3%83%90%E3%82%A4%E3%82%

（＊197）Maxmen A. Scientists Hail Historic Malaria Vaccine Approval — But Point to Challenges Ahead. nature, Scientific American. Available at: https://www.scientificamerican.com/article/scientists-hail-historic-malaria-vaccine-approval-but-point-to-challenges-ahead1/（閲覧日 2023 年 4 月 18 日）

（＊198）Historic go-ahead for malaria vaccine to protect African children. BBC News. 2021; Available at: https://www.bbc.com/news/health-58810551（閲覧日 2023 年 4 月 18 日）

（＊199）Ghana first to approve 'world-changer' malaria vaccine. BBC News. 2023; Available at: https://www.bbc.com/news/health-65252511（閲覧日 2023 年 4 月 18 日）

（＊200）Datoo MS, Natama HM, Somé A, et al. Efficacy and immunogenicity of R21/Matrix-M vaccine against clinical malaria after 2 years' follow-up in children in Burkina Faso: a phase 1/2b randomised controlled trial. The Lancet Infectious Diseases 2022; 22:1728-1736.

（＊201）「黄熱予防接種外来のお知らせ」九州大学病院 グローバル感染症センター HP　Available at: https://www.global.med.kyushu-u.ac.jp/ounetsu/（閲覧日 2023 年 3 月 24 日）

（＊202）「黄熱予防接種について」大阪市立総合医療センター HP　Available at: https://www.osakacity-hp.or.jp/ocgh/inv/spe/29165.html（閲覧日 2023 年 3 月 24 日）

（＊203）https://wwwnc.cdc.gov/travel/yellow-fever-vaccination-clinics/state/new-york

（＊204）Military I of M（US）C on a S for M the I of NOID of MIVI in the US, Lemon SM, Thaul S, Fisseha S, O'Maonaigh HC. Current Status of Vaccines for Military Personnel. National Academies Press（US）, 2002. Available at: https://www.ncbi.nlm.nih.gov/books/NBK220954/（閲覧日 2023 年 3 月 20 日）

（＊205）岩田健太郎ら「感染症内科外来で診断に 1 年以上を要したライム病の 1 例」『感染症学雑誌』2013 年 87 巻 1 号　p.44-48　Available at: https://www.jstage.jst.go.jp/article/kansenshogakuzasshi/87/1/87_44/_article/-char/ja/（閲覧日 2023 年 3 月 24 日）

（＊206）Lyme disease vaccine. CDC. 2022. Available at: https://www.cdc.gov/lyme/prev/vaccine.html（閲覧日 2023 年 3 月 24 日）

-vaccine-pregnancy.html（閲覧日 2023 年 2 月 27 日）
（＊186）「百日咳　2021 年 1 月現在」IASR 42（6）, 2021.　https://www.niid.go.jp/niid/ja/pertussis-m/pertussis-iasrtpc/10453-496t.html（閲覧日 2023 年 2 月 27 日）
（＊187）Vaccines. Prevention and Control. Cholera. CDC. 2022. Available at: https://www.cdc.gov/cholera/vaccines.html（閲覧日 2023 年 3 月 24 日）
（＊188）FDA Approves Cholera Vaccine for Travelers. Available at: https://www.jwatch.org/fw111677/2016/06/13/fda-approves-cholera-vaccine-travelers（閲覧日 2023 年 3 月 24 日）
（＊189）CBER-Regulated Products: Current Shortages. FDA 2022. Available at: https://www.fda.gov/vaccines-blood-biologics/safety-availability-biologics/cber-regulated-products-current-shortages（閲覧日 2023 年 3 月 24 日）
（＊190）Song KR, Lim JK, Park SE, et al. Oral Cholera Vaccine Efficacy and Effectiveness. Vaccines（Basel）2021; 9:1482.
（＊191）Dengue Vaccination: What Everyone Should Know. CDC. 2022. Available at: https://www.cdc.gov/vaccines/vpd/dengue/public/index.html（閲覧日 2023 年 3 月 24 日）
（＊192）Frequently Asked Questions About the Dengue Vaccine. CDC. 2023. Available at: https://www.cdc.gov/dengue/vaccine/parents/eligibility/faq.html（閲覧日 2023 年 4 月 18 日）
（＊193）DENGVAXIA. FDA 2023; Available at: https://www.fda.gov/vaccines-blood-biologics/dengvaxia（閲覧日 2023 年 3 月 24 日）
（＊194）Sabchareon A, Wallace D, Sirivichayakul C, et al. Protective efficacy of the recombinant, live-attenuated, CYD tetravalent dengue vaccine in Thai schoolchildren: a randomised, controlled phase 2b trial. The Lancet 2012; 380:1559–1567.
（＊195）「QDENGA®▼（4 価弱毒生デング熱ワクチン）のブラジルにおける承認取得について」 Available at: https://www.takeda.com/jp/newsroom/newsreleases/2023/20230314_8371/（閲覧日 2023 年 4 月 18 日）
（＊196）López-Medina E, Biswal S, Saez-Llorens X, et al. Efficacy of a Dengue Vaccine Candidate（TAK-003）in Healthy Children and Adolescents 2 Years after Vaccination. J Infect Dis 2020; 225:1521-1532.

（＊175）「ダニ媒介脳炎ワクチン」こどもとおとなのワクチンサイト（一般社団法人日本プライマリ・ケア連合学会） Available at: https://www.vaccine4all.jp/topics_I-detail.php?tid=21（閲覧日 2023 年 2 月 15 日）

（＊176）Vaccine. Tick-borne encephalitis（TBE）. CDC. 2022. Available at: https://www.cdc.gov/tick-borne-encephalitis/vaccine/index.html（閲覧日 2023 年 2 月 15 日）

（＊177）「ダニ媒介性脳炎（Tickborne encephalitis）」厚生労働省 検疫所「FORTH」HP Available at: https://www.forth.go.jp/moreinfo/topics/2010/0625_01.html（閲覧日 2023 年 2 月 15 日）

（＊178）「ロシアにおける Borrelia miyamotoi 感染による回帰熱の流行」IASR 32（12), 2011 Available at: https://idsc.niid.go.jp/iasr/32/382/fr3822.html（閲覧日 2023 年 2 月 15 日）

（＊179）「日本紅斑熱とは」国立感染症研究所 HP Available at: https://www.niid.go.jp/niid/ja/encycropedia/392-encyclopedia/448-jsf-intro.html（閲覧日 2023 年 2 月 15 日）

（＊180）「日本脳炎、ダニ媒介脳炎、ウエストナイル熱／脳炎、ジカウイルス病におけるフラビウイルス脳炎の鑑別」IASR 40（6), 2019 Available at: https://www.niid.go.jp/niid/ja/allarticles/surveillance/2466-iasr/related-articles/related-articles-472/8946-472r05.html（閲覧日 2023 年 2 月 15 日）

（＊181）Vaccination. Typhoid Fever and Paratyphoid Fever. CDC. 2023. Available at: https://www.cdc.gov/typhoid-fever/typhoid-vaccination.html（閲覧日 2023 年 2 月 15 日）

（＊182）「腸チフス・パラチフスとは」国立感染症研究所 HP Available at: https://www.niid.go.jp/niid/ja/kansennohanashi/440-typhi-intro.html（閲覧日 2023 年 2 月 15 日）

（＊183）「腸チフスワクチン」こどもとおとなのワクチンサイト（一般社団法人日本プライマリ・ケア連合学会） Available at: https://www.vaccine4all.jp/topics_I-detail.php?tid=37（閲覧日 2023 年 2 月 17 日）

（＊184）Child and Adolescent Immunization Schedule by Age. CDC. 2023. Available at: https://www.cdc.gov/vaccines/schedules/hcp/imz/child-adolescent.html（閲覧日 2023 年 2 月 27 日）

（＊185）Tdap（Pertussis）Vaccine and Pregnancy. CDC. 2021. Available at: https://www.cdc.gov/vaccines/pregnancy/hcp-toolkit/tdap

（＊161）Blair BM. Safe Living Following Solid Organ Transplantation. Infect Dis Clin North Am 2018 Sep;32（3）:507-15.
（＊162）Donato-Santana C, Theodoropoulos NM. Immunization of Solid Organ Transplant Candidates and Recipients: A 2018 Update. Infect Dis Clin North Am 2018 Sep;32（3）:517-33.
（＊163）Danziger-Isakov L, Kumar D, AST ID Community of Prectice. Vaccination of solid organ transplant candidates and recipients: Guidelines from the American society of transplantation infectious diseases community of practice. Clinical Transplantation 2019; 33: e13563.
（＊164）Cordonnier C, Einarsdottir S, Cesaro S, et al. Vaccination of haemopoietic stem cell transplant recipients: guidelines of the 2017 European Conference on Infections in Leukaemia（ECIL 7）. The Lancet Infectious Diseases 2019; 19: e200-e212.
（＊165）「造血細胞移植ガイドライン 予防接種（第 3 版）」日本造血細胞移植学会（2018 年 4 月）https://www.jstct.or.jp/uploads/files/guideline/01_05_vaccination_ver03.pdf
（＊166）Travelers' Health. CDC. Available at: https://wwwnc.cdc.gov/travel/（閲覧日 2023 年 1 月 30 日）
（＊167）https://wwwnc.cdc.gov/travel/destinations/traveler/none/japan
（＊168）外務省「海外安全ホームページ」 Available at: https://www.anzen.mofa.go.jp/（閲覧日 2023 年 1 月 30 日）
（＊169）CDC Yellow Book 2024: Health Information for International Travel ¦ CDC. https://wwwnc.cdc.gov/travel/page/yellowbook-home
（＊170）厚生労働省 検疫所「FORTH」HP https://www.forth.go.jp/index.html
（＊171）https://www.istm.org/AF_CstmClinicDirectory.asp
（＊172）日本渡航医学会 HP http://jstah.umin.jp/02travelclinics/
（＊173）Yoshii K, Mottate K, Omori-Urabe Y, et al. Epizootiological Study of Tick-Borne Encephalitis Virus Infection in Japan. Journal of Veterinary Medical Science 2010; pp.1010260371.
（＊174）Vilibic-Cavlek T, Ferenc T, Vujica Ferenc M, et al. Cross-Reactive Antibodies in Tick-Borne Encephalitis: Case Report and Literature Review. Antibodies（Basel）2022; 11:72.

https://www.cdc.gov/vaccines/vpd/rotavirus/hcp/recommendations.html（閲覧日 2023 年 3 月 24 日）
（＊151）Mebius RE, Kraal G. Structure and function of the spleen. Nat Rev Immunol 2005; 5:606-616.
（＊152）Wendt R, Schauff C, Lübbert C. An asplenic with life-threatening *Capnocytophaga canimorsus* sepsis. IDCases 2020; 21: e00828.
（＊153）「肺炎球菌感染症（高齢者）」厚生労働省 HP　https://www.mhlw.go.jp/stf/seisakunitsuite/bunya/kenkou_iryou/kenkou/kekkaku-kansenshou/haienkyukin/index_1.html（閲覧日 2022 年 12 月 21 日）
（＊154）Kobayashi M, et al. Use of 15-Valent Pneumococcal Conjugate Vaccine and 20-Valent Pneumococcal Conjugate Vaccine Among U.S. Adults: Updated Recommendations of the Advisory Committee on Immunization Practices — United States, 2022. MMWR Morb Mortal Wkly Rep 2022; 71. doi: 10.15585/mmwr.mm7104a1
（＊155）Kobayashi M, et al. Use of 15-Valent Pneumococcal Conjugate Vaccine Among U.S. Children: Updated Recommendations of the Advisory Committee on Immunization Practices — United States, 2022. MMWR Morb Mortal Wkly Rep 2022; 71. doi:10.15585/mmwr.mm7137a3
（＊156）Ohji G, Satoh H, Satoh H, Mizutani K, Iwata K, Tanaka-Taya K. Congenital measles caused by transplacental infection. Pediatr Infect Dis J 2009; 28:166-167.
（＊157）Tdap Vaccine for Pregnant People. MN Dept. of Health. Available at: https://www.health.state.mn.us/people/immunize/basics/tdappregnant.html（閲覧日 2023 年 4 月 24 日）
（＊158）Kampmann B, Madhi SA, Munjal I, et al. Bivalent Prefusion F Vaccine in Pregnancy to Prevent RSV Illness in Infants. N Engl J Med 2023; 388:1451-1464.
（＊159）Madhi SA, Anderson AS, Absalon J, et al. Potential for Maternally Administered Vaccine for Infant Group B Streptococcus. N Engl J Med 2023; 389:215-227.
（＊160）Kim YJ, Kim SI. Vaccination strategies in patients with solid organ transplant: evidences and future perspectives. Clin Exp Vaccine Res. 2016 Jul;5（2）:125-31.

（＊138）「2021年　結核登録者情報調査年報集計結果について」厚生労働省HP　Available at: https://www.mhlw.go.jp/stf/seisakunitsuite/bunya/0000175095_00007.html（閲覧日2023年3月24日）
（＊139）Martinez L, Cords O, Liu Q, et al. Infant BCG vaccination and risk of pulmonary and extrapulmonary tuberculosis throughout the life course: a systematic review and individual participant data meta-analysis. The Lancet Global Health 2022; 10: e1307-e1316.
（＊140）Michelsen SW, Soborg B, Koch A, et al. The effectiveness of BCG vaccination in preventing Mycobacterium tuberculosis infection and disease in Greenland. Thorax 2014; 69:851-856.
（＊141）「Q 今回のワクチン接種の「努力義務」とは何ですか。」『新型コロナワクチンQ&A』厚生労働省HP　Available at: https://www.cov19-vaccine.mhlw.go.jp/qa/0067.html（閲覧日2023年4月26日）
（＊142）Dutch National Immunisation Programme. Rijksvaccinatieprogramma.RIVN. Available at: https://rijksvaccinatieprogramma.nl/english（閲覧日2023年3月24日）
（＊143）European survey of BCG vaccination policies and surveillance in children, 2005. Eurosurveillance. Available at: https://www.eurosurveillance.org/content/10.2807/esm.11.03.00604-en（閲覧日2023年3月24日）
（＊144）Vaccine Scheduler. ECDC.　https://vaccine-schedule.ecdc.europa.eu/　(Diseaseでtuberculosisを選択すると出てきます)。
（＊145）「乳幼児のBCG接種　一生に一度のBCG接種！ だからこそ質の高いものを！！ そのために技術評価を！！！」公益財団法人 結核予防会 結核研究所HP　Available at: https://www.jata.or.jp/rit/rj/bcg0308.htm（閲覧日2023年3月24日）
（＊146）Rezai MS, Shahmohammadi S. Erythema at BCG Inoculation Site in Kawasaki Disease Patients. Mater Sociomed 2014; 26:256-260.
（＊147）https://www.fda.gov/media/75718/download
（＊148）https://www.fda.gov/media/75726/download
（＊149）「ロタウイルスワクチン」KNOW VPD！ ウェブサイト Available at: https://www.know-vpd.jp/vc/vc_nw_rota.htm（閲覧日2023年3月24日）
（＊150）Rotavirus Vaccine Recommendations. CDC. 2022. Available at:

(＊128)「エクリズマブ使用患者においては髄膜炎菌ワクチン接種を受けていても侵襲性髄膜炎菌感染症に対してハイリスクである」IASR 38 (10), 2017. Available at: https://www.niid.go.jp/niid/ja/bac-megingitis-m/bac-megingitis-iasrf/7616-452f02.html（閲覧日 2023 年 2 月 8 日）
(＊129) Hajj and Umrah Health Requirements. The Embassy of The Kingdom of Saudi Arabia. Available at: https://www.saudiembassy.net/hajj-and-umrah-health-requirements（閲覧日 2023 年 2 月 8 日）
(＊130) Badur S, Khalaf M, Öztürk S, et al. Meningococcal Disease and Immunization Activities in Hajj and Umrah Pilgrimage: a review. Infect Dis Ther 2022; 11:1343-1369.
(＊131) Reintjes R, Kistemann T, MacLehose L, et al. Detection and response to a meningococcal disease outbreak following a youth football tournament with teams from four European countries. International Journal of Hygiene and Environmental Health 2002; 205:291-296.
(＊132)「日本の狂犬病の歴史」公益社団法人大阪府獣医師会 HP Available at: https://www.osakafuju.or.jp/hydrophobia/history.html（閲覧日 2023 年 3 月 23 日）
(＊133)「指定地域（農林水産大臣が指定する狂犬病の清浄国・地域）」動物検疫所 HP　Available at: https://www.maff.go.jp/aqs/animal/dog/rabies-free.html（閲覧日 2023 年 3 月 23 日）
(＊134) 阪根美果「避難民の飼い犬『狂犬病予防法の特例措置』のなぜ」東洋経済オンライン 2022 年 5 月 11 日　Available at: https://toyokeizai.net/articles/-/587532（閲覧日 2023 年 3 月 23 日）
(＊135)「海外旅行者のための狂犬病ワクチン接種」IASR 28 (3), 2007. Available at: http://idsc.nih.go.jp/iasr/28/325/dj325a.html（閲覧日 2023 年 3 月 24 日）
(＊136)「ヒト用狂犬病ワクチンの国内外の状況と接種体制」IASR 28 (3), 2007. Available at: http://idsc.nih.go.jp/iasr/28/325/dj3259.html（閲覧日 2023 年 3 月 24 日）
(＊137) Rabies post-exposure treatment: management guidelines. GOV. UK 2023. Available at: https://www.gov.uk/government/publications/rabies-post-exposure-prophylaxis-management-guidelines（閲覧日 2023 年 3 月 24 日）

of Mumps in the United States. N Engl J Med 2008; 358:1580-1589.
（＊116）Barskey AE, Schulte C, Rosen JB, et al. Mumps Outbreak in Orthodox Jewish Communities in the United States. N Engl J Med 2012; 367:1704-1713.
（＊117）Cardemil CV, Dahl RM, James L, et al. Effectiveness of a Third Dose of MMR Vaccine for Mumps Outbreak Control. N Engl J Med 2017; 377:947-956.
（＊118）高橋理明「水痘ワクチンの開発と展望」IASR 25（12）, 2004 Available at: https://idsc.niid.go.jp/iasr/25/298/dj2981.html（閲覧日 2023年3月22日）
（＊119）Papaloukas O, Giannouli G, Papaevangelou V. Successes and challenges in varicella vaccine. Ther Adv Vaccines 2014; 2:39-55.
（＊120）「ProQuad」添付文書　https://www.merck.com/product/usa/pi_circulars/p/proquad/proquad_pi_4171.pdf
（＊121）Tricco AC, Zarin W, Cardoso R, et al. Efficacy, effectiveness, and safety of herpes zoster vaccines in adults aged 50 and older: systematic review and network meta-analysis. BMJ 2018; 363: k4029.
（＊122）Japanese encephalitis. WHO　Available at: https://www.who.int/news-room/fact-sheets/detail/japanese-encephalitis（閲覧日 2023年3月22日）
（＊123）https://www.fda.gov/media/75777/download
（＊124）「日本脳炎ワクチン」札幌市 HP　Available at: https://www.city.sapporo.jp/hokenjo/f1kansen/nihonnnouen.html（閲覧日 2023年3月22日）
（＊125）Wang H, Liang G. Epidemiology of Japanese encephalitis: past, present, and future prospects. Ther Clin Risk Manag 2015; 11:435-448.
（＊126）Managing the Risk of Meningococcal Disease among Patients Who Receive Complement Inhibitor Therapy. CDC. 2022. Available at: https://www.cdc.gov/meningococcal/clinical/eculizumab.html（閲覧日 2023年2月8日）
（＊127）Castilla J, García Cenoz M, Abad R, et al. Effectiveness of a Meningococcal Group B Vaccine（4CMenB）in Children. N Engl J Med 2023; 388:427-438.

（＊104） Hosoda M, Inoue H, Miyazawa Y, Kusumi E, Shibuya K. Vaccine-associated paralytic poliomyelitis in Japan. The Lancet 2012; 379:520.

（＊105）「麻疹の現状と今後の麻疹対策について」国立感染症研究所　感染症情報センター　Available at: https://www.mhlw.go.jp/shingi/2002/12/s1213-5d.html（閲覧日 2023 年 3 月 22 日）

（＊106）「麻疹　2022 年 7 月現在」IASR 43（9）, 2022　Available at: https://www.niid.go.jp/niid/ja/measles-m/measles-iasrtpc/11510-511t.html（閲覧日 2023 年 3 月 22 日）

（＊107） Measles in Japan（IDSC）. Available at: https://www.niid.go.jp/niid/en/measles-e.html（閲覧日 2023 年 3 月 22 日）

（＊108） Measles. WHO　Available at: https://www.who.int/news-room/fact-sheets/detail/measles（閲覧日 2023 年 3 月 22 日）

（＊109）「IDWR 2014 年第 12 号〈注目すべき感染症〉先天性風疹症候群―2012 年～ 2014 年第 12 週現在―」国立感染症研究所 HP　Available at: https://www.niid.go.jp/niid/ja/rubella-m-111/rubella-idwrc.html（閲覧日 2023 年 3 月 22 日）

（＊110）「風疹とは」国立感染症研究所 HP　Available at: https://www.niid.go.jp/niid/ja/kansennohanashi/430-rubella-intro.html（閲覧日 2023 年 3 月 22 日）

（＊111）「風疹に関する疫学情報：2023 年 2 月 8 日現在」国立感染症研究所　感染症疫学センター　https://www.niid.go.jp/niid/images/epi/rubella/2023/rubella230208.pdf

（＊112）「はしか、風疹の接種率が低下　子どもに感染広がる恐れ」共同通信（2023 年 4 月 4 日）Available at: https://news.yahoo.co.jp/articles/3e3d7a37c7eb3d21abe34c1f61a47abc2a7832ca（閲覧日 2023 年 4 月 4 日）

（＊113）「流行性耳下腺炎（ムンプス、おたふくかぜ）」国立感染症研究所 HP　Available at: https://www.niid.go.jp/niid/ja/kansennohanashi/529-mumps.html（閲覧日 2023 年 3 月 22 日）

（＊114） Ohfuji S, Takagi A, Nakano T, Kumihashi H, Kano M, Tanaka T. Mumps-Related Disease Burden in Japan: Analysis of JMDC Health Insurance Reimbursement Data for 2005-2017. J Epidemiol 2021; 31:464-470.

（＊115） Dayan GH, Quinlisk MP, Parker AA, et al. Recent Resurgence

observed data, and long-term model-based predictions. Vaccine 2015; 33:5723-5727.
（＊92）「ロヒンギャ難民問題—世界で最も迫害された少数民族」特定非営利活動法人 難民を助ける会（AAR Japan）HP Available at: https://aarjapan.gr.jp/commentary/992/（閲覧日 2023 年 2 月 9 日）
（＊93）「防げるはずの病に襲われる子どもたち ロヒンギャ難民キャンプではしかが大流行」国境なき医師団 HP Available at: https://www.msf.or.jp/news/detail/headline/bd20200303to.html（閲覧日 2023 年 2 月 9 日）
（＊94）「2017 年 12 月 15 日更新 ジフテリアの発生 — バングラデシュ」厚生労働省検疫所 FORTH HP Available at: https://www.forth.go.jp/topics/2017/12151047.html（閲覧日 2023 年 2 月 9 日）
（＊95）「ジフテリアとは」国立感染症研究所 HP Available at: https://www.niid.go.jp/niid/ja/diseases/sa/diphteria.html（閲覧日 2023 年 2 月 9 日）
（＊96） Sharma NC, Efstratiou A, Mokrousov I, Mutreja A, Das B, Ramamurthy T. Diphtheria. Nat Rev Dis Primers 2019; 5:1-18.
（＊97） Diphtheria Antibody - an overview. ScienceDirect Topics. Available at: https://www.sciencedirect.com/topics/medicine-and-dentistry/diphtheria-antibody（閲覧日 2023 年 2 月 9 日）
（＊98）「破傷風とは」国立感染症研究所 HP Available at: https://www.niid.go.jp/niid/ja/kansennohanashi/466-tetanis-info.html（閲覧日 2023 年 3 月 21 日）
（＊99）「百日咳とは」国立感染症研究所 HP Available at: https://www.niid.go.jp/niid/ja/kansennohanashi/477-pertussis.html（閲覧日 2023 年 3 月 21 日）
（＊100）Sato Y, Kimura M, Fukumi H. Development of a pertussis component vaccine in Japan. The Lancet 1984; 1:122-126.
（＊101）Plotkin SA, Orenstein WA,Offit PA, Edwards KM. Plotkin's Vaccines, E-Book（p.4349）. Elsevier. Kindle 版
（＊102）柳沼久美子「アメリカにおけるロシア系ユダヤ移民 —社会的成功の原動力は何か—」http://fs1.law.keio.ac.jp/~kubo/seminar/kenkyu/sotsuron/sotsu12/yaginuma.PDF
（＊103）Pearce JMS. Salk and Sabin: poliomyelitis immunisation. Journal of Neurology, Neurosurgery & Psychiatry 2004; 75:1552.

at: https://www.msd.co.jp/news/product-news-20220926-2/（閲覧日 2023 年 4 月 20 日）

（＊82） 「子宮頸がんなどを防ぐ『9 価 HPV ワクチン』2 回接種を了承　厚労省」NHK（2023 年 2 月 28 日）Available at: https://www3.nhk.or.jp/news/html/20230228/k10013993121000.html（閲覧日 2023 年 3 月 14 日）

（＊83） HPV Vaccine Schedule and Dosing. CDC. 2021. Available at: https://www.cdc.gov/hpv/hcp/schedules-recommendations.html（閲覧日 2023 年 3 月 14 日）

（＊84） 神戸市役所「子宮頸がん予防（HPV）ワクチンを自費で接種した方への費用助成（償還払い）について」Available at: https://www.city.kobe.lg.jp/a00685/kenko/health/infection/vaccination/hpv/syoukan.html（閲覧日 2023 年 3 月 14 日）

（＊85） 「【B 型肝炎】B 型肝炎、どのような病気？」『肝臓の病気』一般社団法人 日本肝臓学会 HP　Available at: https://www.jsh.or.jp/citizens/hbv/hepatitis_b/（閲覧日 2023 年 2 月 6 日）

（＊86） https://www.niid.go.jp/niid/images/idsc/kikikanri/H27/14-10.pdf

（＊87） Yanny B, Konyn P, Najarian LM, Mitry A, Saab S. Management Approaches to Hepatitis B Virus Vaccination Nonresponse. Gastroenterol Hepatol（N.Y.）2019; 15:93-99.

（＊88） Flores JE, Thompson AJ, Ryan M, Howell J. The Global Impact of Hepatitis B Vaccination on Hepatocellular Carcinoma. Vaccines（Basel）2022; 10:793.

（＊89） 「2018 年の A 型肝炎流行状況について」国立感染症研究所 HP　Available at: https://www.niid.go.jp/niid/ja/typhi-m/iasr-reference/2469-related-articles/related-articles-475/9115-475r02.html（閲覧日 2023 年 2 月 7 日）

（＊90） 「一般財団法人化学及血清療法研究所が製造販売する組換え沈降 B 型肝炎ワクチン（酵母由来）、乾燥組織培養不活化 A 型肝炎ワクチンについて」厚生労働省 HP　Available at: https://www.mhlw.go.jp/stf/houdou/0000110599.html（閲覧日 2023 年 4 月 26 日）

（＊91） Theeten H, Van Herck K, Van Der Meeren O, Crasta P, Van Damme P, Hens N. Long-term antibody persistence after vaccination with a 2-dose Havrix（inactivated hepatitis A vaccine）: 20 years of

logics/published/Package-Insert------Prevnar-13.pdf
（＊71） https://www.fda.gov/files/vaccines,%20blood%20&%20biologics/published/Package-Insert---HIBERIX.pdf
（＊72） 中川武夫ら「診療記録にもとづく大腿四頭筋拘縮症の発症要因に関する研究」日本衛生学雑誌 1988; 43: 724–735.
（＊73） CDC. vaccine for Flu（Influenza）. Centers for Disease Control and Prevention. 2019. https://www.cdc.gov/vaccines/parents/diseases/flu.html（閲覧日 2022 年 12 月 22 日）
（＊74） Orrico-Sánchez A, Valls-Arévalo Á, Garcés-Sánchez M, Álvarez Aldeán J, Ortiz de Lejarazu Leonardo R. Efficacy and effectiveness of influenza vaccination in healthy children. A review of current evidence. Enfermedades Infecciosas y Microbiología Clínica 2023. doi: 10.1016/j.eimc.2022.02.015.
（＊75） Olson SM, Newhams MM, Halasa NB, Feldstein LR, Novak T, Weiss SL, et al. Vaccine Effectiveness Against Life-Threatening Influenza Illness in US Children. Clinical Infectious Diseases 2022; 75: 230-238.
（＊76） Campbell AP, Ogokeh C, Lively JY, Staat MA, Selvarangan R, Halasa NB, et al. Vaccine Effectiveness Against Pediatric Influenza Hospitalizations and Emergency Visits. Pediatrics 2020; 146: e20201368.
（＊77） 参考 五十嵐隆監修、一般社団法人 日本小児総合医療施設協議会（JACHRI）小児感染管理ネットワーク編集『小児感染対策マニュアル第 2 版』じほう、2022 年
（＊78） Chung JR, Flannery B, Ambrose CS, et al. Live Attenuated and Inactivated Influenza Vaccine Effectiveness. Pediatrics 2019; 143: e20182094.
（＊79） Live Attenuated Influenza Vaccine［LAIV］（The Nasal Spray Flu Vaccine）. CDC. 2022. Available at: https://www.cdc.gov/flu/prevent/nasalspray.htm（閲覧日 2023 年 3 月 2 日）
（＊80） 「肺炎球菌のワクチンについて」地方独立行政法人 大阪健康安全基盤研究所 HP http://www.iph.osaka.jp/s008/020/010/030/SpneumVaccine/20190208130933.html
（＊81） 「MSD 株式会社 15 価肺炎球菌結合型ワクチン『バクニュバンス®水性懸濁注シリンジ』の製造販売承認を取得」MSD 製薬 HP Available

nes/covid-19/info-by-product/janssen/index.html（閲覧日 2023 年 1 月 27 日）
（＊60） 「コロナワクチン接種後死亡は 47 件増えて 1967 件に 厚労省報告」日刊ゲンダイヘルスケア（2023 年 1 月 25 日）Available at: https://hc.nikkan-gendai.com/articles/278645（閲覧日 2023 年 1 月 27 日）
（＊61） Oster ME, Shay DK, Su JR, et al. Myocarditis Cases Reported After mRNA-Based COVID-19 Vaccination in the US From December 2020 to August 2021. JAMA 2022; 327:331-340.
（＊62） Iwata K, Kunisada M. Alopecia universalis after injection of messenger RNA COVID-19 vaccine. A case report. IDCases 2023; 33: e01830.
（＊63） Patone M, Mei XW, Handunnetthi L, et al. Risk of Myocarditis After Sequential Doses of COVID-19 Vaccine and SARS-CoV-2 Infection by Age and Sex. Circulation 2022; 146:743-754.
（＊64） Morris J. Israeli data: How can efficacy vs. severe disease be strong when 60% of hospitalized are vaccinated? 2021. Available at: https://www.covid-datascience.com/post/israeli-data-how-can-efficacy-vs-severe-disease-be-strong-when-60-of-hospitalized-are-vaccinated（閲覧日 2023 年 1 月 27 日）
（＊65） 森田洋之「厚労省が公式データ修正→『ワクチン有効』は嘘でした…の衝撃。」note. Available at: https://note.com/hiroyukimorita/n/nb8167213232a（閲覧日 2023 年 1 月 27 日）
（＊66） 厚生労働省　第 34 回厚生科学審議会予防接種・ワクチン分科会予防接種基本方針部会資料「接種類型と定期接種化プロセスについて」（2019 年 9 月 26 日） https://www.mhlw.go.jp/content/10906000/000550939.pdf
（＊67） Shinjoh M, Yamaguchi Y, Furuichi M, Yaginuma M, Takahashi T, Iwata S. Recent trends in pediatric bacterial meningitis in Japan, 2016-2018 - S. agalactiae has been the most common pathogen. Journal of Infection and Chemotherapy 2020; 26: 1033-1041.
（＊68） https://www.pmda.go.jp/PmdaSearch/iyakuDetail/ResultDataSetPDF/780069_6311403D1029_1_01
（＊69） https://www.info.pmda.go.jp/go/pack/631140EC1022_2_04/
（＊70） https://www.fda.gov/files/vaccines%2C%20blood%20%26%20bio

States, September 8-November 30, 2022. MMWR Morb Mortal Wkly Rep 2022; 71. Available at: https://www.cdc.gov/mmwr/volumes/71/wr/mm715152e2.htm（閲覧日 2023 年 1 月 26 日）
（＊51） Walter EB, Talaat KR, Sabharwal C, et al. Evaluation of the BNT162b2 Covid-19 Vaccine in Children 5 to 11 Years of Age. N Engl J Med 2022; 386:35-46.
（＊52） Fowlkes AL, et al. Effectiveness of 2-Dose BNT162b2（Pfizer BioNTech）mRNA Vaccine in Preventing SARS-CoV-2 Infection Among Children Aged 5-11 Years and Adolescents Aged 12-15 Years — PROTECT Cohort, July 2021-February 2022. MMWR Morb Mortal Wkly Rep 2022; 71. Available at: https://www.cdc.gov/mmwr/volumes/71/wr/mm7111e1.htm（閲覧日 2023 年 1 月 27 日）
（＊53） Price AM, Olson SM, Newhams MM, et al. BNT162b2 Protection against the Omicron Variant in Children and Adolescents. N Engl J Med 2022; 386:1899-1909.
（＊54） Omicron booster shots cleared for children as young as 5, CDC says. Available at: https://www.nbcnews.com/health/health-news/fda-clears-covid-omicron-vaccine-children-young-5-rcna51034（閲覧日 2023 年 1 月 27 日）
（＊55）「5 ～ 11 歳の子どもへの接種（小児接種）についてのお知らせ」『新型コロナワクチンについて』厚生労働省 HP Available at: https://www.mhlw.go.jp/stf/seisakunitsuite/bunya/vaccine_for_children.html（閲覧日 2023 年 4 月 20 日）
（＊56）「アストラゼネカ株式会社の新型コロナワクチンの供用終了と活用状況等について」厚生労働省 HP Available at: https://www.mhlw.go.jp/stf/newpage_28291.html（閲覧日 2023 年 1 月 27 日）
（＊57） Dunkle LM, Kotloff KL, Gay CL, et al. Efficacy and Safety of NVX-CoV2373 in Adults in the United States and Mexico. N Engl J Med 2022; 386:531-543.
（＊58） CDC. COVID-19 Vaccination. 2020. Available at: https://www.cdc.gov/coronavirus/2019-ncov/vaccines/different-vaccines/overview-COVID-19-vaccines.html（閲覧日 2023 年 1 月 27 日）
（＊59） Administration Overview for Johnson & Johnson's Janssen COVID-19 Vaccine. CDC. 2022. Available at: https://www.cdc.gov/vacci

effectiveness of mRNA BNT162b2 vaccine against SARS-CoV-2 infections and COVID-19 cases, hospitalisations, and deaths following a nationwide vaccination campaign in Israel: an observational study using national surveillance data. The Lancet 2021; 397:1819-1829.
(＊44)　Doi A, Iwata K, Nakamura T, et al. Clinical outcomes of COVID-19 caused by the Alpha variant compared with one by wild type in Kobe, Japan. A multi-center nested case-control study. J Infect Chemother 2022; 29:289-293.
(＊45)　de Gier B, Andeweg S, Joosten R, et al. Vaccine effectiveness against SARS-CoV-2 transmission and infections among household and other close contacts of confirmed cases, the Netherlands, February to May 2021. Euro Surveill 2021; 26:2100640.
(＊46)　Thompson MG. Effectiveness of a Third Dose of mRNA Vaccines Against COVID-19 — Associated Emergency Department and Urgent Care Encounters and Hospitalizations Among Adults During Periods of Delta and Omicron Variant Predominance — VISION Network, 10 States, August 2021 - January 2022. MMWR Morb Mortal Wkly Rep 2022; 71. Available at: https://www.cdc.gov/mmwr/volumes/71/wr/mm7104e3.htm（閲覧日 2023 年 8 月 27 日）
(＊47)　Intawong K, Chariyalertsak S, Chalom K, et al. Effectiveness of heterologous third and fourth dose COVID-19 vaccine schedules for SARS-CoV-2 infection during delta and omicron predominance in Thailand: A test-negative, case-control study. The Lancet Regional Health - Southeast Asia 2022. Available at: https://www.thelancet.com/journals/lansea/article/PIIS2772-3682(22)00138-X/fulltext（閲覧日 2023 年 1 月 26 日）
(＊48)　Magen O, Waxman JG, Makov-Assif M, et al. Fourth Dose of BNT162b2 mRNA Covid-19 Vaccine in a Nationwide Setting. N Engl J Med 2022; 386:1603-1614.
(＊49)　Lin D-Y, Xu Y, Gu Y, et al. Effectiveness of Bivalent Boosters against Severe Omicron Infection. N Engl J Med 2023.
(＊50)　Surie D, et al. Early Estimates of Bivalent mRNA Vaccine Effectiveness in Preventing COVID-19-Associated Hospitalization Among Immunocompetent Adults Aged ≥65 Years — IVY Network, 18

（＊33） Schmidt ST, Foged C, Korsholm SK, Rades T, Christensen D. Liposome-Based Adjuvants for Subunit Vaccines: Formulation Strategies for Subunit Antigens and Immunostimulators. Pharmaceutics 2016; 8:7.
（＊34） 「新型コロナワクチンとそれ以外のワクチンは、同時に接種することはできますか。」『新型コロナワクチンQ&A』厚生労働省HP https://www.cov19-vaccine.mhlw.go.jp/qa/0037.html（閲覧日2022年12月22日）
（＊35） Hause AM, Zhang B, Yue X, Marquez P, Myers TR, Parker C et al. Reactogenicity of Simultaneous COVID-19 mRNA Booster and Influenza Vaccination in the US. JAMA Network Open 2022; 5: e2222241.
（＊36） Clinical Guidance for COVID-19 Vaccination. CDC. 2022. https://www.cdc.gov/vaccines/covid-19/clinical-considerations/interim-considerations-us.html（閲覧日2022年12月22日）
（＊37） https://www.jpeds.or.jp/uploads/files/doji_sessyu20201112.pdf
（＊38） https://www.kansensho.or.jp/modules/guidelines/index.php?content_id=43
（＊39） Pardi N, Hogan MJ, Porter FW, Weissman D. mRNA vaccines — a new era in vaccinology. Nat Rev Drug Discov 2018; 17:261-279.
（＊40） Polack FP, Thomas SJ, Kitchin N, et al. Safety and Efficacy of the BNT162b2 mRNA Covid-19 Vaccine. N Engl J Med 2020; 383:2603-2615.
（＊41） Bernal JL, Andrews N, Gower C, et al. Effectiveness of Covid-19 Vaccines against the B.1.617.2（Delta）Variant. N Engl J Med 2021; 385:585-594.
（＊42） Tsang NNY, So HC, Cowling BJ, Leung GM, Ip DKM. Effectiveness of BNT162b2 and CoronaVac COVID-19 vaccination against asymptomatic and symptomatic infection of SARS-CoV-2 omicron BA.2 in Hong Kong: a prospective cohort study. The Lancet Infectious Diseases 2022. Available at: https://www.thelancet.com/journals/laninf/article/PIIS1473-3099(22)00732-0/fulltext（閲覧日2023年1月26日）
（＊43） Haas EJ, Angulo FJ, McLaughlin JM, et al. Impact and

出文庫、2013 年
（＊23）　To Trust a Vaccine? What the Skeptical Mozarts Learned: 2. Psychology Today Australia. Available at: https://www.psychologytoday.com/au/blog/the-hidden-habits-genius/202012/trust-vaccine-what-the-skeptical-mozarts-learned-2（閲覧日 2023 年 4 月 18 日）
（＊24）　The battle against smallpox. Available at: https://www.habsburger.net/en/chapter/battle-against-smallpox（閲覧日 2023 年 4 月 18 日）
（＊25）　上村敏郎「マリア・テレージアと天然痘」獨協大学ドイツ学研究 https://www2.dokkyo.ac.jp/ger/resources/%E3%83%89%E3%82%A4%E3%83%84%E5%AD%A6%E7%A0%94%E7%A9%B6/80/2_Uemura_44_65.pdf
（＊26）　Plotkin SA, Orenstein WA, Offit PA, Edwards KM. Plotkin's Vaccines, E-Book. Elsevier. Kindle 版
（＊27）　Why vaccines are injected in your upper arm muscle, and not in your veins. ABC News. 2021; Available at: https://www.abc.net.au/news/science/2021-01-08/covid-19-vaccine-injection-upper-arm-muscle-deltoid-immune/13031918（閲覧日 2023 年 4 月 20 日）
（＊28）　Hong Kong Measles Vaccine Committee. Comparative trial of live attenuated measles vaccine in Hong Kong by intramuscular and intradermal injection. Bull World Health Organ 1967; 36:375-384.
（＊29）　Egunsola O, Clement F, Taplin J, et al. Immunogenicity and Safety of Reduced-Dose Intradermal vs Intramuscular Influenza Vaccines: A Systematic Review and Meta-analysis. JAMA Netw Open 2021; 4: e2035693.
（＊30）　Cardell K, Frydén A, Normann B. Intradermal hepatitis B vaccination in health care workers. Response rate and experiences from vaccination in clinical practise. Scand J Infect Dis 1999; 31:197-200.
（＊31）　Fabrizi F, Dixit V, Magnini M, Elli A, Martin P. Meta-analysis: intradermal vs. intramuscular vaccination against hepatitis B virus in patients with chronic kidney disease. Aliment Pharmacol Ther 2006; 24:497-506.
（＊32）　Vaccine Administration Route and Site. CDC. 2022. https://www.cdc.gov/vaccines/hcp/admin/administer-vaccines.html（閲覧日 2022 年 12 月 21 日）

（＊12）「根深い日本の『ワクチン嫌い』　信頼度高めるためには何が必要か」『毎日新聞』2021年4月18日 Available at: https://mainichi.jp/articles/20210417/k00/00m/040/248000c（閲覧日2023年1月18日）

（＊13） de Figueiredo A, Simas C, Karafillakis E, Paterson P, Larson HJ. Mapping global trends in vaccine confidence and investigating barriers to vaccine uptake: a large-scale retrospective temporal modelling study. The Lancet 2020; 396:898-908.

（＊14） Pinkbook Course Book: Epidemiology Prevention of Vaccine-Preventable Diseases. CDC. 2021. Available at: https://www.cdc.gov/vaccines/pubs/pinkbook/index.html（閲覧日2023年2月7日）

（＊15） Calandrillo SP. Vanishing vaccinations: why are so many Americans opting out of vaccinating their children? Univ Mich J Law Reform 2004; 37:353-440.

（＊16） 地主明世「子宮頸がんワクチン接種3割　今年度から積極的勧奨再開も伸びず」『産経新聞』2023年2月17日 Available at: https://www.sankei.com/article/20230217-RBZMC75XZNNRFJIZXMLYO2EWQ4/（閲覧日2023年4月19日）

（＊17） Jansen EEL, de Kok IMCM, Kaljouw S, Demirel E, de Koning HJ, Hontelez JAC. Rapid elimination of cervical cancer while maintaining the harms and benefits ratio of cervical cancer screening: a modelling study. BMC Medicine 2022; 20:433.

（＊18） Simms KT, Hanley SJB, Smith MA, Keane A, Canfell K. Impact of HPV vaccine hesitancy on cervical cancer in Japan: a modelling study. The Lancet Public Health 2020; 5: e223-e234.

（＊19） Willis NJ. Edward Jenner and the eradication of smallpox. Scott Med J 1997; 42:118-121.

（＊20） Garcia LL, Yap JFC. The role of religiosity in COVID-19 vaccine hesitancy. J Public Health（Oxf）2021; fdab192.

（＊21） Fact-check: Did George Washington order the Continental Army to vaccinate against smallpox? Available at: https://www.statesman.com/story/news/politics/politifact/2021/08/02/did-george-washington-mandate-vaccines-smallpox-continental-army-during-revolutionary-war/5456106001/（閲覧日2023年4月19日）

（＊22） ウェンディ・ムーア『解剖医ジョン・ハンターの数奇な生涯』河

【引用文献】

（＊1）「HPV ワクチン 積極的な勧奨が再開」自由民主党 HP https://www.jimin.jp/news/information/203364.html（閲覧日 2022 年 12 月 21 日）

（＊2） Wang H, Paulson KR, Pease SA, et al. Estimating excess mortality due to the COVID-19 pandemic: a systematic analysis of COVID-19-related mortality, 2020-21. The Lancet 2022; 399:1513-1536.

（＊3） https://www.worldometers.info/coronavirus/country/us/（閲覧日 2023 年 4 月 19 日）

（＊4） United States military casualties of war. Wikipedia. 2023; Available at: https://en.wikipedia.org/w/index.php?title=United_States_military_casualties_of_war&oldid=1144939815（閲覧日 2023 年 3 月 29 日）

（＊5） Casualties of the September 11 attacks. Wikipedia. 2023; Available at: https://en.wikipedia.org/w/index.php?title=Casualties_of_the_September_11_attacks&oldid=1144810164（閲覧日 2023 年 3 月 29 日）

（＊6） List of disasters in the United States by death toll. Wikipedia. 2023; Available at: https://en.wikipedia.org/w/index.php?title=List_of_disasters_in_the_United_States_by_death_toll&oldid=1147028115（閲覧日 2023 年 3 月 29 日）

（＊7） COVID - Coronavirus Statistics - Worldometer. Available at: https://www.worldometers.info/coronavirus/（閲覧日 2023 年 3 月 29 日）

（＊8） Matsuyama K, Mayger J. How Japan achieved one of the world's lowest COVID-19 death rates. 2022. Available at: https://www.japantimes.co.jp/news/2022/06/18/national/science-health/japan-coronavirus-deaths-low/（閲覧日 2023 年 3 月 29 日）

（＊9） Nichol KL, Hauge M. Influenza vaccination of healthcare workers. Infect Control Hosp Epidemiol 1997; 18:189-194.

（＊10） Wang TL, Jing L, Bocchini JA. Mandatory influenza vaccination for all healthcare personnel: a review on justification, implementation and effectiveness. Curr Opin Pediatr 2017; 29:606-615.

（＊11） Black CL, Yue X, Ball SW, et al. Influenza Vaccination Coverage Among Health Care Personnel-United States, 2014-15 Influenza Season. MMWR Morb Mortal Wkly Rep 2015; 64:993-999.

岩田健太郎（いわたけんたろう）

1971年島根県生まれ。島根医科大学（現・島根大学医学部）卒業。沖縄県立中部病院、ニューヨーク市セントルークス・ルーズベルト病院、同市ベスイスラエル・メディカルセンター、北京インターナショナルSOSクリニック、亀田総合病院を経て、2008年より神戸大学。神戸大学都市安全研究センター感染症リスク・コミュニケーション研究分野および医学研究科微生物感染症学講座感染治療学分野教授。『予防接種は「効く」のか？』『ワクチンは怖くない』『「感染症パニック」を防げ！』『丁寧に考える新型コロナ』『99・9%が誤用の抗生物質』『実践 健康食』『ぼくが見つけたいじめを克服する方法』（以上、光文社新書）、『新型コロナウイルスの真実』（ベスト新書）、『絵でわかる感染症 with もやしもん』（講談社）など著書多数。

ワクチンを学《まな》び直《なお》す

2023年10月30日初版1刷発行

著　者 ── 岩田健太郎
発行者 ── 三宅貴久
装　幀 ── アラン・チャン
印刷所 ── 萩原印刷
製本所 ── ナショナル製本
発行所 ── 株式会社光文社
東京都文京区音羽1-16-6（〒112-8011）
https://www.kobunsha.com/
電　話 ── 編集部03(5395)8289 書籍販売部03(5395)8116
業務部03(5395)8125
メール ── sinsyo@kobunsha.com

 ISBN 978-4-334-10090-2

1275
朝、起きられない病
起立性調節障害と栄養の関係
今西康次

「だるさや頭痛、吐き気で起きられない」…中高生の1割が悩む起立性調節障害を栄養の観点から治療・改善させている医師が、発達に必要な栄養や周囲の対応について症例を交え解説。

978-4-334-10069-8

1276
人事変革ストーリー
個と組織「共進化」の時代
髙倉千春

個が活きる組織とは――。複数の外資企業や日本企業で戦略人事や人事制度改革に取り組んできた人事のプロフェッショナルが、これからの日本企業に求められる「新たな知恵」を示す。

978-4-334-10088-9

1277
愛とラブソングの哲学
源河亨

この世はなぜラブソングであふれている⁉ 共感できるから？ 愛が普遍的だから？ 生物学・脳科学・歴史学・社会学など様々な学問を駆使して、哲学研究者が問いの答えに迫る。

978-4-334-10089-6

1278
ワクチンを学び直す
岩田健太郎

効果、安全性、種類、活用法――最新の動きに加え、予防接種制度や海外のワクチンも含めたワクチン接種の全体像を、感染症の専門家が分かりやすく解説。今こそ、正しい知識を！

978-4-334-10090-2

1279
日本企業はなぜ「強み」を捨てるのか
増補改訂版『日本〝式〟経営の逆襲』
岩尾俊兵

「カネよりヒト」のスタイルこそ日本企業の強みだったが、自らその姿勢を手放してしまったのはなぜか。東大初の経営学博士号を取得した気鋭の経営学者が説く、日本経済復活への道。

978-4-334-10091-9